余命わずかの幸せ

在宅医の正しい寄り添い方

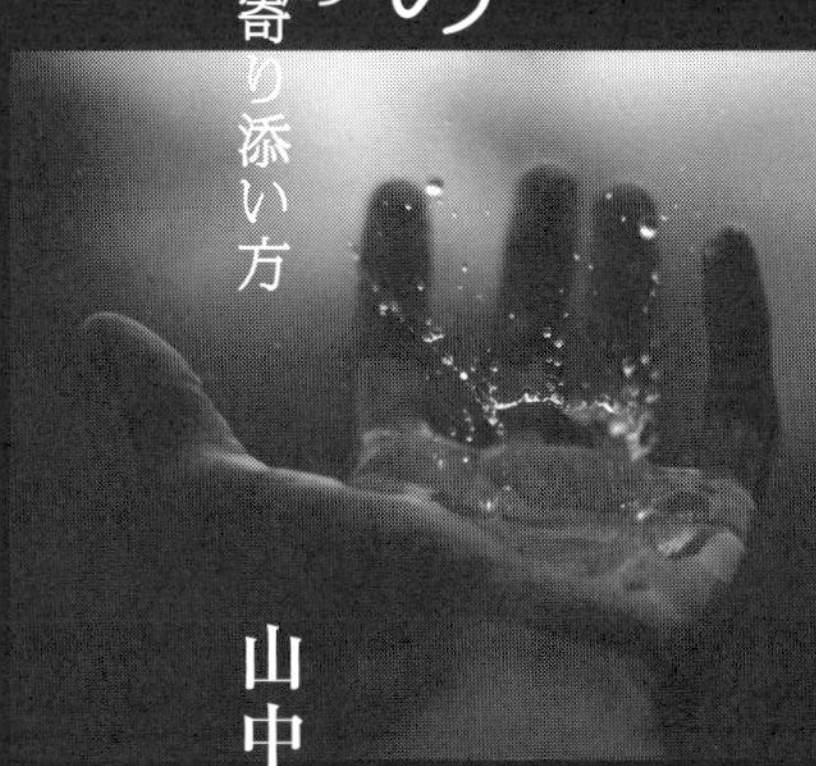

山中光茂

余命わずかの幸せ

——在宅医の正しい寄り添い方

装丁　柴田淳デザイン室

目次

まえがき

「先生のおかげでこれからの人生、前を向けると思います。ありがとう……」

いかにも医師として、在宅診療の最期の時間で家族からかけられた言葉のようだ。しかし、これは医学部の学生時代にスカウトをしたキャバクラ嬢から、涙ながらにかけられた言葉である。

ありがとう、という言葉はいつでも、誰からでも本当に嬉しい。自分が、今、生きているという意味とその幸せを感じさせてくれるからなのだろう。

25年ほど前、大学を休学して新宿の歌舞伎町でキャバクラのスカウトをしていた。当時、年収は1500万円を超えるくらい、地に足をつけて真剣にスカウト業に専念していた。あだ名は「先生」。医学部に在籍しながら水商売をしていることを皮肉って、誰かがつけたものだった。

医師をしていると、たくさんの「ありがとう」に出会える。それでも、私は医師という仕事は特別崇高な仕事だとは思わないし、自分の天職だとも思わない。

生まれてから、「山中光茂」という人間であることは変えることができなかったし、これからも少なくとも死ぬまでは変えることができない。子供の頃、学校を休んでばかりいた。正直言って、生きていることは楽しいことでも幸せなことでもなかった。いつもギリギリで「頑張って生きている」という感じだった。何度も引っ越してはいじめられ、父が仕事を何度も転職し決して経済的には豊かではない家庭で育ち、母は末期の乳がんになった。ここで、その時期の悲しさを書くつもりもないし、「そんな環境」だから特別に不幸せということでもなかった。

楽しくもなく、幸せでもなく、だからといって特別に不幸せでもない。そのように感じていたのは、「自分」が何者かがよくわからなかったから。単に生きることで精一杯だから、そこに自分を評価する感情の入れ方すらよくわからなかった。ただ、文章にすると不遇にみえるようなその環境は、結果として「よくわからない自分」という存在を「自分」として感じさせる生きる刺激になっていた気がする。あくまで後付けで分析したものでしかないが。

10代の頃には何度か自殺も試みたし、いつも「なんか生きたくないな」と思っていた。

家族はどんなときでも優しかったし、愛情を注いでくれた。学校はずっと大嫌いだったけど、本を読むのは好きだったし、勉強自体が嫌いなわけではなかった。自分が死にたいと思っていたのは、「苦しい」からではなく、そこから逃げたかったわけでもなかった。たんに「この世界に自分がいなくてもいい」そう思っていたからだった。結果として、すでに40年以上の人生を過ごしてしまった。今思えば、優しくて大好きだった家族や、この世界でも自分に関わりを持とうとしてくれた人たちは周りにたくさんいた。その思いに気づいていても、こちらからその心に寄り添うこともなく、純粋に自分の人生を自分だけで完結しようとすることに、どこか美しさのようなものすら感じていた気がする。

結局、自分がここまで生かされてしまったのは、その時代時代の人の「ありがとう」だった。いつも死にたい、この世界から消えてしまいたいと思っていたから、自分の欲望にほとんど興味がなかった。偉くなりたいとも思わなかったし、多くのお金を欲しいと思ったこともなかった。素敵な女性と付き合いたいとか、友達とみんなで楽しく遊びたいとか、そんな世間なみの欲望もなかった。だからこそ、「自分の欲望」や「野望」で前に進めないからこそ、「人の欲望」に依存して生きてきたのかもしれない。結局死ねなかったのは、その場その場で「人に求められた」から、それを断れなかったから、そして、そこに関わることによって、「ありがとう」という言葉を聞くことができたから。自分が「生きる幸せ」というものの一端を感じることができたから。そんな繰り返しでこの年齢までなんとか生きてきてしまった気がする。

5年前にしろひげ在宅診療所を開院した。病院に行くことができないがん末期の方など重症度の高い方々を中心に、自宅で看取りまでサポートするクリニックである。昨年は、250人を超える患者のお看取りをした。250人の人生の最期にご縁をいただくのである。患者本人だけではなく、その家族や知り合いの方々、それを支える介護職種の方々とも、その患者の人生からつながりながら、そこに関わる人にも二つとして同じものはない。

ある人の人生の最期のご縁に関わらせてもらう。そこでは、医療だけではなく、その人の求める生活環境の整備も含めて自分たちにできる精一杯の役割を果たそうとする。江戸川区にしろひげ在宅診療所がなかったら、この方々はどのような人生だったのかな、どのような最期だったのかな、と考えさせられる。おそらく、私たちと関わらなくても幸せな最期だったかもしれない、もっと幸せな最期だったかもしれない、そんなことを感じることもある。

ただ一つ言えるのは、少なくとも私は今、しろひげ在宅診療所を通じて多くの方の最期に関わらせていただき、そこで「自分の幸せ」を感じている。そして、患者やその家族、この地域の介護職の皆さん、しろひげ在宅診療所のメンバー、本当に「出逢えてよかった」と感じる毎日である。10代のときに「この世界からいなくなっている」そんな選択肢を選んでいたら、この感情を持つことはできなかった。改めて、「人の最期」に関わるエンディングドクターという仕事をしながら、今でもやっと「生かされている」と感じさせていただいているのである。

「人は最期には何を考えるのか」「過去を振り返って後悔などがあるのか」。今回の出版にあたって、そのあたりの「人としての感情」を書いてほしいという依頼を受けた。これまで、在宅診療を通して1000人を超える患者の最期に携わってきたが、結局は「人の思いは完全にはわからない」というのが結論である。それでもいつも少しでもその人の「今」に寄り添おうとはしてきた。一人の人生の過去を全て解ろうとするのは不可能だし、それをわかった気になることもおこがましい。私たちが「縁」をいただくのは、その人の人生からすると「一瞬」でしかない。ただ、その「一瞬」はその人の人生が積み上がってつくられてきたものであることは間違いない。たかだか一人の医師としてだけで関わった私たちもその「一瞬のご縁」からいろんなことを感じさせられる。

この書籍のそれぞれのエピソードには必ず「桜」が出てくる。これは、決してわざとらしく感動させるために「桜」を出したのではない。当初、出版社からも「桜以外のエピソードに変えられませんか」とも言われてしまっていた。実際には、看取りが近づく患者の多くから「桜」の話がよく出てくるし、私たちも結果としてその話を出してしまうということもある。私たちの人生のなかで桜を感じられる瞬間は決して長くない。その美しさが輝いているのは、春先の1週間ぐらいだけである。それでも、それだからこそ、その一瞬に心が惹かれるのであろう。最期の時間が近づくにつれ、自分の人生を桜と重ねるのかもしれない。限られた季節の限られた一瞬をもう一度味わいたいと感じるのかもしれない。余命数ヶ月という患者を夏から秋口に自宅で診察しはじめたときに、「まずは桜の季節まで頑張りましょうね」というようなことをいうことがある。そうすると、たくさんの桜エピソードを患者本人から聞かせていただいたり、年末が近づいてくると、「来年の桜が見られるかな」などとしみじみと言われることが多くなる。実際に患者やそに桜の花を見に行ったことも少なくない。また、患者が亡くなった後に一緒にお看取りをした看護師や関係職種と、桜の樹の下で「〜さんと一緒にこの桜を見たかったね」などと話すこともある。

「お看取りをする医師」というとなんとなく暗いイメージがあるかもしれない。私は在宅診療を始めてから8年ほどになるが、たくさんの患者さんたちとの思い出のほとんどは「笑顔」である。桜も最後は散っていくし、1年の大半において花は咲いていない。多くの人の記憶に残るのは満開の桜である。看取りが近づくにつれて、体の苦しさも出れば心の不安感もたくさん出てくる。家族も本当に家で最期まで支えられるのかという心配が必ず生じてくる。全てのときがいいときばかりであるはずはない。患者の最期の瞬間のほとんどに家族の大きな悲しみがあるのはもちろんだが、それだけでなく患者とともに頑張ってきたという満足感、充実感と私たち医療従事者、介護従事者への感謝の気持ちをしっかりと伝えて下さることが多い。悲しみのなかに笑顔もあふれている。患者本人も、家族や私たちがいる場所をどこかから見守っているような、今でも話しかけてきそうに感じる穏やかな微笑みを浮かべている。

在宅診療をしているとがんや難病の患者の最期に接することが多いが、病気でなくとも全ての人はもれなく最期の時間を迎える。人類の長い歴史において、いや生物の歴史に通底して変わらない事実である。

しろひげ在宅診療所の日々は、「毎日がスペシャル」である。同じ病気であっても、同じように生きる人がいなければ、同じような最期を迎える人も皆無である。それぞれの人生のすべてはお互いに共有できないし、その人の感情の全てはお互いにわからない。その絶対にわかるはずがない、「他者の人生」「他者の思い」が輝きながら最後には消えていく、その「一瞬」をあくまで私の視点から素直に書かせていただきたいと思っている。

「病院から地域へ」「自宅で最期がみられる環境づくり」と、20年以上前から国は在宅診療への診療報酬を優遇しながら「地域包括ケア」という構想を進めてきた。ただ、日本では自宅で最期を迎えられる人は未だに約15％にしか過ぎない。先進国の中でも、在宅看取り率は最低水準となっている。しろひげ在宅診療所では、85％以上の患者を自宅でお看取りできているが、それでも10％以上の患者は結果として病院や施設入所での看取りとなってしまう。もちろん、必ずしも「在宅看取り」だけが幸せとは限らない。それでも、住み慣れた家、愛する家族とともに過ごすことができる、その一つの「幸せの選択肢」を精一杯つくってあげることは不可欠だと感じている。今のこの国においては、その選択肢を選ぶことができないたくさんの障壁があることも事実である。

一人ひとりの患者の「大切な一瞬」を書きながら、その背景にある在宅診療の現実や制度の課題についてもこの書籍においては書かせていただくつもりである。

あくまでご縁をいただいた方の人生や私たちの仕事のごくごく一部を「切り取った」だけの文

章である。それでも私が感じて、伝えたいと考える「精一杯切り取った瞬間」から何か感じていただければ幸いである。

なお、本書に登場する患者本人とその家族については、仮名にさせていただいた。

第1章　末期がん患者の幸せ

抗がん剤は続けるべきか

「私も昔は綺麗な髪だったんだけどな……。落ちていく髪を見るとなんだか落ち込んじゃって。髪って、結局ゴミになるじゃない。そんな当たり前のことを50年以上は何とも思わなかったんだけど。私の身体の大切なものが少しずつゴミになるんだなって。病気のこともよくわかっているけど、なんかいろんなものが少しずつ失われていく気がして」

昨日から部屋に入った介護ベッドに座りながら、綾子が話す。彼女の自宅を訪問するのはまだ2回目だった。綾子は夫との二人暮らしだが、この日は娘の鏡花も仕事を休んで診察に同席している。

「お母さん、もともとおしゃれさんだったんですよ。外に行かない時もしっかり化粧をしないと起きてこないような人で、髪にも気をつけていた。縮毛矯正にいつも5万円くらいかけてましたよ。だから、こんなふうに髪が抜けちゃうとかなり辛いんじゃないかな」と話す。

綾子は1年前に子宮がんが発見されてから、都内でも有名ながんの専門病院に継続して通院している。病院への通院は続けたいという前提はあるが、自宅での緊急時の対応を希望してしろひげ在宅診療所に訪問診療の依頼があったのだ。

がんが見つかってすぐに子宮全摘の手術をしたが、その後肝臓や肺への転移が見つかった。術後から化学療法を続けていることによって、髪は少しずつ抜け落ち、体重も10キロ以上減少してきたとのこと。目鼻立ちのはっきりした娘の鏡花の容姿は明らかに母親似だが、痩せた頬が更に綾子の目をくっきりと目立たせる。初診時にはしっかりと化粧をしていた綾子だが、2回目の診察にはこちらに気を許してくれたのか、素顔のままであった。乾燥した肌と痩せた頬は、半年以上にわたる化学療法の辛さを示していた。

私たちの診療所で受ける患者の約半分は、がんの終末期の患者である。「緩和ケア」という言葉を聞くと、人生を諦めた気持ちになる、と言われる患者も少なくない。病院から在宅診療所に診察のベースが移るときに、もともと担当していた医師からの情報提供として、「本当は化学療法を今のステージではやる意味はないんですけど、本人がどうしても続けたいっていうから。生きる意欲を削ぐのも辛いじゃないですか」と言われることもある。

綾子によくよく聞くと、「病院の先生も化学療法やめてもいいよ、って言うんですよ。でも、自分では決められなくて。もうちょっと頑張ってみたいんですよね」と話す。

「抗がん剤というと「治す」「延命する」というイメージがあるかもしれないけど、決してそういうわけではないんです。逆に、抗がん剤をやめた方が長生きできる人はたくさんいますよ」。私の方からそのように話をした。

娘の鏡花は少し不思議そうな顔をしながら私に質問をする。

「病院では、抗がん剤を続けていることでがんマーカーも下がってきたし、画像で少し腫瘍が小さくなったと言われたんですよ。それって「治ってきている」ということではないんですか」

そう感じるのも当然だと思う。医師として間違った説明をしているわけではない。数字やデータでの説明は間違いなく正しい。でも、数字やデータの正しい説明が必ずしも人の人生を幸せにするわけではない。

「化学療法によって、がんのマーカーや腫瘍が小さくなっていることは間違いありません。でも、今抗がん剤で吐き気が出たり、食べものが食べられなかったり、そして体がだるいことも。そういった数字で出ない辛さがあるでしょう。お医者さんも神様じゃないから、数字やデータじゃわからないことはたくさんあるんです」と説明させてもらう。

それに対して綾子は涙ぐみながら、

「正直なところ、この数ヶ月、抗がん剤を使った後はめちゃくちゃ辛いです。それこそ、もう死にたいと思うくらい。でも、それを先生に言うとじゃあ抗がん剤をやめましょうと言われる気がして、そのことを全部言えなかったんです」と話す。

抗がん剤を「我慢して使う」という感覚は、終末期における患者にはよくある話だ。一つしかない自分のいのちを少しでも長く生かしたい。家族にとっても少しでも長生きしてもらえるなら、頑張ってもらいたい。人として当たり前の感情である。

がんの苦しみは「治療の苦しみ」

私たちの診療所で、毎年数百人のがん末期の患者をみる中で間違いなく言えることは、苦しい治療を続けることは決して延命に繋がらない、ということである。

私は外科的な手術を否定するつもりもなければ、がんに対する化学療法や放射線療法などの積極的治療を否定するつもりも全くない。特に、医学の進歩により、がんの早期の段階での積極的な治療による延命効果で「幸せな人生」の継続ができた方々は数知れずいるだろう。それでも、苦しくて辛いと患者が感じる治療の継続は、「延命」にすらならない、と言わざるを得ない。

「がんの最期って、苦しいんじゃないですか？」と聞かれることがある。結論から言えば、がんの最後のステージで苦しむことはほとんどないと言い切ることができる。もちろん、いろんな患者の事情や家族関係、自宅環境などの条件によって「緩和」できないこともある。家族や本人が、痛みや苦しみの状態を確認するための頻回の介入を望まない場合もあれば、「緩和」という医療行為そのものを望まない場合もある。特に診療に関わってからまだ十分な信頼関係ができていない場合に、こちら側の介入の仕方に全面的な受け入れがなく、病院で出されていた薬の継続を望まれたり、緊急時に結果として救急搬送されてしまう場合もある。それでも、しっかりとそのがんという疾患に対する症状を考慮した医療行為を通じれば、最期の時間まで穏やかに過ごすことが可能となる（もちろん、医療者の技術や知識に依存することは否めないが）。

がんによる苦しみと思われているものの多くは、実は「治療による苦しさ」である。体力が十分でない中で行われた術後の感染症や、全身状態の低下による苦しみ。化学療法により吐き気が続いてしまい、ほとんど食べられない中で体重が大幅に減少する苦しみ。髪の毛も全て抜けてしまい、自分自身への自己肯定感も低下し、鬱症状が発症するなど精神的な不安感による苦しみ。連日、放射線療法のため、病院に通院しなくてはいけないというプレッシャーと介護タクシーや介護者を常に使わなくてはいけない費用面での負担感、移動や待ち時間での疲労感の蓄積による苦しみ。なかなか病院の医師には伝わらない苦しみを、在宅診療の現場ではしっかりと訴えてもらえる。

「半年で10キロ痩せて、髪の毛も抜けて、食事も美味しく食べられない。これは、がんのせいじゃない。薬による治療のせいなんですよ。がんが小さくなっても、綾子さんの体がダメになったら元も子もないですよね。一度、抗がん剤をやめてみませんか。その方が今ある命をもっと大事に使えますよ」と話す。

「でも先生。抗がん剤をやめてしまったら、私死んじゃわないかな。もっと苦しくならないかな。

それも不安で」と言う綾子に、娘の鏡花が肩を抱きながら話をする。

「今のお母さんを見てるのは辛いよ。私が見ていても薬で病気が良くなってるようには見えないよ。しろひげ先生の言うことを一度聞いてみて、薬をやめてみない？」。鏡花は涙を流しながらも穏やかな笑顔を見せている。

「うん……。でも、向こうの先生の話も聞いてみるね」

これまで、手術を含めて入院中もずっと対応してくれていた病院への信頼が厚く、そこの判断に頼ろうとする気持ちは当然のものである。在宅診療所の立場としても、これまで関わってきた病院の判断を全く無視するつもりもないし、自分達の関わり方がいつも正しいと言うつもりもない。ただ、病院の側では本人から伝えられていない辛さが十分に聞けていないこともある。また、在宅診療の側は付き合いは短くとも独自の関わり方のなかで、家の環境やこれからについての家族の思い、通院の大変さなどについて、病院側とは違った情報を持っていることがあるのも事実である。

「病院の先生には、遠慮せずにすべて今の思いを話した方がいいですよ。抗がん剤の後の辛さも、通院の大変さも。これまでしっかりみてくれていた先生だから、綾子さんの思いもしっかりと受け止めて、これからのことも相談に乗ってくれると思いますよ」

私たちの価値観を押し付けるのではなく、私たちの思いに誘導するのでもなく、ご本人やご家族が一番納得のいく選択肢の選び方ができるように、穏やかに寄り添いたいといつも思っている。

担当医の責任

１週間後、綾子と同伴した鏡花が病院通院から帰ってきて、午後から定期訪問での診察となった。ふたりともなんとも言えない複雑な表情でこちらを見つめてきた。

「しろひげ先生、抗がん剤の副作用が辛いって、そのことは病院の先生にちゃんと言ったんですよ。向こうの先生も、最初はじゃあ一旦中止しようかと言われたんです。でも結局ね……」と、綾子は言葉を濁した。それを補うように鏡花が言葉を足す。

「その後、先生が血液検査と画像を見せて、まあ数字は落ち着いてきてるんだよね、と話されて……結局いつも同じになるんです。母がそこで、じゃあやっぱり続けた方がいいんですよね、と聞いちゃって。先生の方からは、少し抗がん剤の量を減らして処方するね、とは言ってくれました」

同じことの繰り返しであることは、本人たちも自覚をしているのである。血液検査と画像検査のデータをもらって、診療所に戻ってからその情報の内容を確認する。

正直なところ確認をしなくとも、以前にもらったデータからさほど時期が経っているわけでもなく、結果はわかっていた。がんが遠隔転移をしていて、腹膜播種といってお腹の中にもたくさん飛び散っている。そして、お腹に腹水という水も溜まり始めている状態である。病院の医師がどの状態をみて「落ち着いている」と言ったのかは定かではないが、病気としては完全なる「進行がん」であり、「末期がん」であることは研修医がみても、医学生がみても間違えようがない状態である。今、がんそのものの「症状」がそれなりに落ち着いている、進行がやや落ち着いているというのは嘘ではないかもしれない。ただ、間違いなく不可逆的な状態であり、抗がん剤の「意味のある効果」が認められるステージでないことは確かである。効果が十分でなくても副作用が顕著に出るのが、がん治療の不公平なところである。それなのに、医師はなかなかそれを止めることができない。

そのような病院と患者の関係を何百人という単位でみてきたが、必ずしも病院の医師が「不誠実」なわけでも、「不真面目」なわけでも、「診察技術に乏しい」わけでもない。単に患者へのその事実の伝え方がわからない、伝えることに対して「怠慢である」ということに尽きるのである。その対応はほとんどの場合、結果として患者やその家族を幸せにはしない。

病院の担当医師と改めて電話で話をしてみることにした。

こちらから電話をした時点で、担当医師は何を言いたいかを察していた様子だった。

「いやあ、先生、本当にすいません」。その言葉のトーンはどこか恥ずかしそうで、でもしょうがないですよね、というような響きがあった。

医師は続けて話をする。

「本来なら、薬の調整も含めて先生にお任せした方がいいとは思ってるんですよ。家族にもそんな感じで伝えたつもりなんですけどねえ。もって1ヶ月ぐらいだと思います。でも、だからこそ、ってていうんですかね。なんかもう抗がん剤をわざわざやめてガッカリさせるのも……って気持ちにもなるんですよ」

その医師の言いたいことは理解できないわけではない。ただ、やはり無責任だとは感じざるを得なかった。本人に対しては、余命について告知する必要は必ずしもあるとは思わないが、家族にはしっかりと説明をすべきである。諦めるとか、ガッカリするとか、そういう主観的な感情を持つのは「患者本人」であり、それを医療者側の薄っぺらい価値観で忖度すべきではないと私はいつも感じるのである。今、実際に抗がん剤で苦しみ、痩せていき、そしてその判断をしてきたのは、この医師を信頼して委ねてきたからなのである。それならば、その信頼された医師はそれ相応の真剣な患者への「ぶつかり」をもっとすべきだと感じるのである。

「わかりました。私の方で綾子さんと娘さんには説明させていただきます。今後はこちらでしっかりと責任持って関わらせていただこうと思います」

その医師を責めるつもりはないが、これからはしろひげ在宅診療所が完全な「主治医」としての責任で関わっていく、その覚悟を持つことになった。

不幸な終末期にしないために

その数日後に鏡花から連絡があった。前に出た副作用が強い抗がん剤は一定期間休薬になっていたが、通院した後から新しい抗がん剤が始まっていた。新しい抗がん剤も飲んだその日の夕方から、吐き気が強く出て、食事が満足に食べられなくなったとのこと。更に微熱も続き全身の倦怠感が出てきたということだった。

訪問して状態を確認すると、数日前よりも更に痩せが進んでおり、顔色も良くない。これまでは無理して笑顔を見せたり、軽口を叩けるような余裕もあったのだが、この日はベッド上から体を起こすのもかなり重そうであった。

「食事が美味しくないの」。それが第一声だった。

「ほとんど食べないし、口に入れてもすぐ出しちゃうんです。あんなに食べるのが好きな人だったのに」。鏡花はベッド上の綾子の体を支えるようにして心配そうな表情で話をする。

がんによる「終末期」には、いろんなパターンがある。だからこそ、一概に「緩和」と言っても対応の仕方は丁寧に慎重にすべきだし、その病状の説明も一律であってはいけない。病院の「がんの専門医」は「治す」という視点からは「専門」であり、高度な医療技術や知識による「延命」がなされることも事実である。ただ、「終末期」における症状やその生活環境による変化に対して経験が豊富とは限らない。

もちろん、がんそのものによるだるさや痛みがあることは間違いない。骨に転移をすれば体全体への痛みが波及し、その痛みを全て取ることはかなり困難である。脳に転移すれば、画像だけでは想定できないような幅広い症状が出ることが多く、その症状が増悪するタイミングも確実には想定しずらい。肝臓に転移すれば全身の黄疸につながり、倦怠感が強くなり、頭がぼーっとする肝性脳症などにつながる。肺の転移が進むと呼吸困難が進んでいく。膵臓がんが進行するとインスリン分泌が不安定になり、血糖値のコントロールが困難になる。一概に「がん末期」と言っても、その原発部位や転移の仕方、進行状態などによって大きく症状が変わるため、対応も変わる。それによる予後の説明の仕方も全然違うのである。

ただ、これらの症状は全てが医師の想定を大幅に超えて急速に変化するわけではない。患者にしっかりと寄り添って、関係職種とも連携をして状態確認をしていけば、「痛み」「苦しみ」「患者や家族の不安感」を大きく取り除いてあげることも可能である。逆に言えば、「がん末期」という状態だけで対応すると、その繊細な状態変化に対して、患者の思いに沿わない「不幸せな終末期」になりかねない。

「麻薬」への拒否感

「今、何がいちばん辛いですか」

私の方から極めてありきたりの質問を綾子にしてみる。それでも、そのありきたりの質問への答えは、それぞれの人にとっていつもありきたりではない。

「いろいろ食べたいって、そういう気持ちはあるんですけど、食べたら吐いちゃうのもわかってくると、食べるのも怖くなってきて。食べていないことへの不安もあるし、でも食べて気持ち悪くなるのも嫌だし」と、少し息切れをしながら精一杯言葉を紡いでくれる。

「お母さん、あまり言おうとしないけど、体を動かすといつも顔をしかめて痛そうにするんです。夜も体を動かしながらどこかだるそうで、寝にくそうにしてる。あまり私たちに言わないのは、心配かけたくないからなのかなと感じちゃうんですよ。しろひげ先生にはいろいろとちゃんと話した方がいいよ」

いろんな症状のすべてを診察時に本人が伝えることは難しい。だからこそ、このように周りにいる家族からの情報を丁寧に聞いていくことが大切である。医師が訪問した時には言うのを忘れてしまうからと、いつも事前にノートに「聞きたいことリスト」を作っている家族もいる。

「病院の先生から辛い時に飲む薬が出ていると思うんですけど、それは飲みましたか」と聞かせてもらう。

「先生、でもあれって麻薬なんでしょ。そう説明されましたよ。使っていいと言われても、なんとなく使わない方がいいのかなと思って。モルヒネって、もう亡くなる間際の人が使う薬のイメージしかなくって」と、綾子が話すことに横で鏡花もゆっくりと頷く。

「お母さんが苦しそうにしているのは辛いから、先生からもらった薬を飲めばと私も言うんですけど、確かに私からしても麻薬という響きがなんとなく……結局一回も使ってないんですよ」。

麻薬やステロイドという響きだけで、その使用を敬遠する患者やその家族はとても多い。ともすれば、病院の医師も「できるだけ使わないようにしたい」という薬の処方の仕方をする人もいるくらいである。「緩和ケア」という言葉は浸透していても、その実態はなかなか患者側にも医療者側にも十分理解されていないと感じる。

「麻薬って確かに響きが嫌ですよね。私もそう思います。だから患者さんには「痛み止め」という言葉で説明することもよくあるんです。あまりそれを使うことに偏見を持ってもらいたくないから。でも、私もこれまでがんの患者さんに対してたくさん麻薬を使ってきた、その経験で話をさせてもらうと、他の痛み止めに比べて副作用は少ない。そして、使うことで今の人生がより生かせるようになることが多いんですよ」。まずはそのように説明した。

「副作用が少ない？　今の人生が生かせるってどういうことですか」と綾子が問う。

「リハビリをしたり、家でちょっとした家事をする前に麻薬をうまく使うと、体が楽になって、動きやすくなる。外出するときにもお守りとして持っていてもらうと、息苦しいときに飲んだら苦しさが取れたりする。外出するのが怖いと思っていた人が、苦しさが取れる薬を持っているというだけで外に行けるようになったりすることもあります」と答える。

「でも、飲んだ後にずっと寝てしまったりしないですか？　痛みや辛さが取れるかわりに、自分らしさや人間らしさがなくなってしまう気がして」

今、このようにしっかり話せる状態の綾子が、麻薬によって自分が自分でなくなってしまうような不安はもっともである。

「薬って、確かに絶対副作用がないものはないんですよね。麻薬を使った後は、最初の1週間くらいは吐き気が出る人もいるし、便が固くなって出にくくなったりすることもある。でも、その時のがんによる痛みや苦しさにあった量の麻薬を使う分には、副作用が出ない人が多い。昔は、痛みや苦しみを点滴のモルヒネで眠らせて落ち着かせるというイメージがあったけど、今は飲み薬や貼り薬で症状に応じた量を細かく調整もできるようになっているんです」

こう説明しても、もちろんすぐにその感覚を受け入れることはできない。それでもなるべく丁寧に効果の時間やその必要性について、図や文字を紙に書きながら説明することも多い。

薬をうまく使う

「麻薬のこともいろいろ悩ましいんですけど。先生……母の抗がん剤どうしましょう?」。先ほどの話を、鏡花は頷きながら聞いてくれていた。以前にも鏡花からは同じ質問をされたが、あれから症状の変化が繰り返された今回の方が、しっかりとしろひげ在宅診療の判断に頼りたい、という本気の思いが伝わってくる。

ここにくる前に私の方で病院の先生と話した経過を説明し、病状に応じて抗がん剤を含めた薬の調整をこちらに任せてもらうことになったと伝えた。「綾子さんのこれからの体のこと、しっかりと私の方で責任持って対応しますから。信用してください。これから苦しさとか出ないようにできると思いますよ。薬も状態をみながら私に調整させてもらえませんか」。綾子は少し複雑な表情をしながらも、どこかほっとしたところもある様子だった。

もちろん、全ての苦しさを取れるかどうかなんて本来言い切ることはできないのかもしれない。でも、患者から見ればこちらが自信なさそうにしていたら信用してもらえない。患者やその家族も「絶対」なんてあるはずがないことはわかっている。でも、どこかこちらの「絶対的な自信」に頼りたいと思っているところがあるのである。

「今の今だと、体の感じはどうですか？　どこかが重いとか痛いとか？」

「やっぱり全体的にだるいかな。たくさん話したらちょっと疲れたしね。あと、お腹のあたりはずっと重だるい痛みがある……少し横になっていいですか」と言う。随行していた看護師が体を支えながら、ゆっくりとベッドに寝てもらう。

「一度、向こうの先生から出してもらっていた、このオプソという薬を飲んでみませんか？10分ぐらいで、全身が少し楽になると思いますよ。その間、私もいるので、今一度飲んでみましょう。これは頓服の麻薬なので、長時間体に残るものもありません。私の患者さんではこの数倍の量を一日10回近く飲みながらうまく生活を送っている方もいますよ」

初めて麻薬を使うときには、何かしらの抵抗があるのは当然である。ただ今後、痛みや辛さの緩和として、必ずどこかで綾子にとって必要となるのは間違いない。私たちが診察に入っている時に、一度試してもらい、その使用や効果が「決して怖くない」ということを感じてもらいたかった。

　オプソという頓服の麻薬は使っていなかった。当面使う気がなかったからか、普段の薬とは離れたところに置いてあった。鏡花がその薬を持ってきて、その場で補助をしながら飲んでもらう。小さな青い袋に入っている液体で、特に水を一緒に飲む必要はない。私は飲んだことはないので味はわからないが、これまで飲んでいる患者を見ているると決して飲みにくい味や飲み心地ではない様子である。

「こんな少しの量で効くんですか？」と綾子は言いながら、手のひらの飲み終わった青い袋を見つめている。

　10分ぐらい雑談をしながら様子を見る。

「なんとなく体の重い感じが楽になった気がします。うん、楽ですね……。やっぱり薬は大事なんですね。でも、それに頼らなくてはいけない体なんだなって、ちょっと寂しくはなりますけどね」。先ほどまで、眉間に皺が寄っていた綾子の表情は少し穏やかになっていた。それでも、薬への不安感が全て拭い去れたわけではない。

「全然さっきと顔が違うよ。お母さんの辛そうな顔を見るのは私も辛いよ。お母さんが我慢強いのは昔から知ってるけど、今は我慢してほしくない。しろひげ先生、これからのことは母とじっくりと相談していきますね。お互いに今の時間を大事にしようよ。この薬、ちゃんと飲んでいこうよ。先生が大丈夫って言うんだから大丈夫だよ」と鏡花は母親が楽になった姿を見て少し安心した様子だった。私からは次のように話をした。

「薬を飲んで、体が楽になった。それって、すごく大事なことなんですよ。抗がん剤を飲んだ後、体がとても辛くなりましたよね。それは、がん細胞だけじゃなくて、自分の体も傷つけてるということなんですよ。麻薬を使って楽になるのは、大切な体を守っていることにもなるんです。辛くて体を傷つけるより、ちゃんと体を癒してくれる薬を飲んだ方がいいと思いませんか」

綾子は薬が効いてきた様子もあり、うとうとし始めた。痛みや辛さを感じている時は、その苦しみのためにゆっくりと体を休められない時がある。その不快感がとれると、体が本来求めている「休息」がとれるようにもなるのである。

今あるいのちを少しでも長く、大事に

「先生、ありがとうございます。いろいろと丁寧に話してくれて。母もこれまでは「絶対病院」って感じの頑固なところがあったんですけど、初めて先生と会ってから、これでも先生のこと結構信頼してるんですよ。頑固に飲まなかった薬もああやって飲んでくれたし。抗がん剤を再開してからは本当に苦しそうで、薬を始めて苦しくなるのはやっぱり変だと私も思うんです。わかってはいても、どこか病院の先生が出した薬にすがっていたところがあるんですよね。病気のことは、母も私も理屈ではよくわかってるんです。それでも、やっぱりたった一人の母なので、できるだ

けのことはやってあげたいという思いが強くて」。鏡花は少し涙ぐみながらもこちらの目をしっかりと見て話をする。

「やれることは全てやってあげたい。最後まで諦めたくない。少しでも長く生きてほしい。当然のことと思います。私たちも、苦しさをとるだけではなくて、今あるいのちを少しでも長く大事に使ってもらいたいと思っています。正直いって、抗がん剤は今の状態では、いのちを大事に使うためにもマイナスだと言い切ることができます。抗がん剤をやめた方が体も楽になるし、少しでも娘さんとの時間を大切にできることにもなると思いますよ」という私の話を真剣な眼差しで聞きながら、静かに頷いて少しの時間の沈黙がある。

「そうですよね……母が目を覚ましたら、抗がん剤を止めることをしっかりと話をしようと思います。あと、病院への通院もやめようと思います。いつも病院に行った後ぐったりと疲れて本当に辛そうにしていたんです。朝から介護タクシーで移動して、待合室で数時間待たされて、10分ぐらいの診察の後、薬をもらうためにも長時間待たされてから帰ってくる。いつも1日がかりの診察なんですけど、あまり母のためにはなっていないと思ってたんです。今日の先生みたいにゆっくりと話せたこともなかったですし。今後は、先生に全て任せたいと私は思っています。おそらく母もそう思い始めてるんじゃないかな。実は、先生のことは近所の吉村さんからもいろいろ聞いていたんです。あそこのお母さんのお看取りも先生がされてるんですね。幸せなお看取りだったと感謝されてましたよ。とても信頼できる先生ですよって」

「決断」へと至る寄り添い方

この後数日して、綾子と鏡花は二人で話し合った上で、結果として「抗がん剤を止める」「病院通院を止める」という大きな決断をすることになったという報告を受けた。

文章にすると二行だが、その決断はかなり重いものであり、いろんな葛藤の末での決断であったに違いない。その決断の正しさは誰も評価することができない。そして、幸せな結果になるのか、そうでないのかはわからない。でも、病気のことでなくとも、人生とは全てそのような決断の繰り返しのような気がする。もし、あの時に「決断をしたこと」「決断をしなかったこと」、それを悔いても過去には戻れない。全てが、決断した「今」から「未来」に向かうのである。その繰り返しが人生であり、それはまさに死ぬまで続くことだろう。

「正しさ」はわからないし、保証もできないのだが、私たち在宅診療の医師はそれでも経験に基づくなかでの「アドバイス」をする。結果としてそれが患者の人生の決断を「誘導」することにもなる。医師の助言や情報の出し方はそれだけの責任と覚悟を持ってやらなくてはいけないと思っている。医師にとっては、数多くの患者の一人であっても、患者からすれば「今」頼ることができる「唯一の主治医」であり、その言葉ひとつ、表情ひとつに判断の基準が動かされてしまうのである。

決断の結果に「正しさ」はないかもしれないが、私はいつも一人ひとりの患者やその家族にとって「幸せな未来」をつくってほしい、その思いとぎりぎりの緊張感の中で「決断」に至る寄り添い方をしているつもりである。

終末期における「日常の当たり前の幸せ」

抗がん剤を止めて、ステロイドを入れてから綾子の状態は数日で明らかに落ち着いた。採血をすると、これまでかなり高くなっていたＣＲＰという炎症を示す値が下がっており、毎日数時間おきに出ていた発熱も出なくなっていた。

「何より、母が食事ができるようになったことが嬉しいです」と言う鏡花の表情も、これまでより明るくなっていた。

抗がん剤の副作用が切れてきたこともあるのだが、ステロイドを入れたことによる症状の緩和効果も大きいのである。ＣＲＰという炎症反応が高いと、全身の倦怠感が続き、その炎症の結果として腹水も増大する。炎症が生み出す腫瘍熱も、本人や家族にとっては不安の材料となっている。体の炎症が落ち着くと、食欲が回復する患者も多くなり、そのような時期を私たちは「ゴールデンタイム」と呼んでいる。もちろん、「完全に治った」わけではないが、患者や家族に残された大切な時間を苦しまずに生きることができるならば、その時間は「治っている」ことと同じなのである。

「先生ありがとう。今の状態を考えると、なんであんなに頑張って病院に行ってたんだろう。なんで頑張って苦しくても抗がん剤を飲んでいたんだろうと思います。あとね、夜とか目が覚めてちょっと息苦しい感じがすると、オプソを飲むことにしてます。そうすると呼吸も楽になって、またすっと眠れているんです。苦しい時は我慢せず、ちゃんとオプソを飲むようにしてますよ。なんだか、今は久しぶりに生きてるって感じがするんです」

横で綾子の言葉を聞いていた鏡花も、少し涙ぐみながら話をする。

「ちょっと前までベッドから起き上がるのもだるそうにしていたし、食事も無理やり食べては気持ち悪そうにしてたんですけど。最近は、自分で起き上がって私に料理も作ったりしてくれるんですよ。母が作った野菜炒めを久しぶりに食べて、なんかそれだけで感動しちゃって」

がんの終末期であっても、「日常の当たり前の幸せ」を感じられるのである。診察が終わった後で、鏡花に送ってもらうふりをしてマンションの部屋の外に一緒に出て、少し話をする。今の嬉しい時間は何も考えずに屈託なく大事にしてほしいという思いもあるし、厳しい話をすることでその感情に水を差すかもしれないとの思いもある。ただ、これからの「未来」の選択肢についてはしっかりと決断もしてほしくて、私の方から次のように話した。

「今は今の状況なりにとてもいい状態だと思います。今できることだったら、何をしちゃいけないということはないし、何を食べたらいけないってこともないです。まあ、腹水が溜まりすぎないように、水分は摂りすぎないように少し気をつけてもらえれば。あと、外に行くのもいいと思います。お母さん、ロクシタンのボディクリームが欲しいって何度も言ってたじゃないですか。みんなで買い物とかもいいと思いますよ。ただ、今は薬で『落ち着いている』状態ではあるけど、治ったわけではありません。すぐではないかもしれませんが、週単位で大きな変化がある可能性もあります。食べられていたところが食べられなくなる。動けていたところが動けなくなる。スムーズに話せていたことが話せなくなる。これまで、当たり前にできていたことがだんだんできなくなっていくことは、間違いありません。だからこそ、今、会いたい人に会ってもらって、みんなで行きたいところに行って欲しいんです」

あまり扉の外で鏡花を長く引き留めてしまうと、綾子が何かを感じて不安になってしまうことも考えなくてはいけない。なるべくゆっくりとした口調で穏やかに話しながらも、言うべきことを絞って話すようには心がけている。

「そうですよね……わかってはいるけど、一度このようにまた元気になると、ちょっと期待してしまいますね。今の時間を大切にします」。鏡花は涙を見せながらも、力強い眼差しを真摯にこちらに向けてくる。

「がんじゃなくても、誰もが最期を迎えます。私たちはその最期の時間を少しでも長く、そして穏やかに過ごせるよう、精一杯サポートしますので。また、何か変化があったら、土日でも夜間でもいいのでいつでも連絡ください。ほとんど私がいますし、私がいなくても常勤のドクターといつも情報共有しているので」と伝える。

「しろひげさんに入ってもらってから、私も母も気持ちが楽になっています。これまで抱え込んでいた何か重いものが取れたような感じがしています」。鏡花はこのように話すが、もちろんいろんな葛藤や辛さとともに毎日を過ごしていることは間違いない。

「お母さんのところに戻ってあげてください。いろんな気持ちの変化があったり、相談したいこと、気楽になんでも、小さなことでも相談してくださいね。では、また来週きますね」

終末期に大切なのは「医療」よりも「介護」

それまで2週間に1回の訪問を基本にしていたのだが、前の週からは毎週1回訪問することにした。訪問看護の回数も、週1回から月水金の週3回に変更することにした。最初は、綾子からも「結構元気になったからそんなに看護師さんに来てもらわなくていいよ」と言われた。ただ、訪問看護師に「元気なとき」からの変化をきめ細かに見てもらって、そのちょっとした変化を医師に報告してもらい、その情報をもとに対応していくことは、結果として本人や家族の安心につながることが多い。娘の説得もあり、平日のほとんどに誰か医療者がはいるような体制となった。

「看護師さん、最初はそんなに来てもらっても、って思ったんだけど、やっぱり助かるもんだねえ……」。次の週に訪問した時に綾子が明るい表情で話をする。

「最近出にくなっていた母のお通じの相談にも乗ってくれるし、薬のことも細かい説明を改めてしてくれると、とても安心ですね。この前は、髪の毛まで切ってもらって、化粧を手伝ってくれたりとか、母も大喜びですよ」

がんの終末期において、患者の心を整える上で、一番大切なのは「医療」ではなくて、「介護」だといつも感じる。医師はいくら偉そうなことを言っても、安定しているときで多くても週1回、30分程度の時間を共有するだけである（もちろん、その症状や説明の必要性に応じてそれ以上の頻度や滞在時間になることもあるのだが）。それに比べて、訪問看護やヘルパー、訪問入浴の方々はいつもその人の生活そのものを支えている。特に、食事が自分で食べられなくなったり、トイレに行けないなど動けなくなった患者の「生活」を支えているのは紛れもなく介護職種である。入院や施設に入らずに、重症度が高いが、家族の介護負担なく家で過ごせるのは、「医療」の力以上に、「介護」の力が大きいのである。

コロナ禍において、『医療職の皆さんありがとう』といったことがメディアキャンペーンとして大々的に取り上げられていたが、最も汗を流して精神をすり減らしながら働いていたのは介護職の方々であった。介護職も患者も、どうしてもマスクをつけられないような環境もあるし、何より医療従事者に比べて接触密度も接触頻度も圧倒的に高い。実際に、コロナ禍の現場で中心的にクラスターが起こっていたのは医療でなく介護の現場であった。そして、医療職が逃げ腰だった在宅でのコロナ患者に対して、入院先が見つからない命を支えるためにリスクを顧みずに現場に介入を続けていたのは、介護職の皆さんだった。

誰かの安心がモチベーション

夜の1時ごろ、鏡花から電話が入る。

私はほぼ毎日当直なので、いつも住んでいる江戸川区にあるマンションで緊急電話を待ちながら過ごしている。普段からあまりベッドで寝ることはない。たいがい電話を気にしながらソファーでゴロゴロしてテレビをみていると、うとうとそのまま眠ってしまう。目覚まし時計のように鳴り響く電話で起きて出た、その電話口の鏡花はさほど焦った口調ではなかった。

「先生、夜分にこんなことで電話をして本当にすいません。先ほどオプソを飲ませてから30分くらい経ってもまだ苦しそうで、どうすればいいかわからなくなって」

苦しいということは「こんなこと」では決してない。本人にとっても家族にとっても、とても大事なことである。もう一つ続けてオプソを飲んでもいいと伝える。薬局からは1時間は空けて飲んでくださいと言われたとのことで、それを心配していた様子。

「今からそちらへ伺いますね。30分くらいかかりますが、また途中で何か変化があったらいつでも連絡ください。苦しさがとれなければ、３つ目のオプソを飲んでも大丈夫ですよ」

電話を切ると、すぐに着替えて外に出て、カーナビに住所を打ち込んで車で移動を始める。「自家用車」は特に持っておらず、マンションにも当然のように日中の往診車を持ち帰っている。日頃の私生活での利用も全て往診車である（私生活がどこにあるのかはよくわからないが）。

電話からちょうど30分ぐらいで、綾子のもとに到着する。

到着した時には、綾子は申し訳なさそうな表情をしていた。

「先生、ごめんね。２つオプソを飲んだら楽になっちゃった」と苦笑いをする。

訪問をしたときに「よくなっていた」という話はよくあることで、そうあってくれることが何よりありがたい。もちろん、オプソを追加で飲めば「落ち着くかな」という予測も電話口で頭をよぎったのだが、どちらにしても自分が訪問することで少しでも安心をしてくれたらありがたいし、もしそれで痛みや苦しみが取れていなければ、少しでも早く伺う必要があったことには変わりがない。オプソの指示でよくなっていたのは「結果論」なのである。

「ありがとうございます。こうやっていつも先生に連絡できると思うと本当に安心です。ちょっとしたことでもやっぱり不安になってしまって。最近、少しオプソの回数が増えてきたのも心配してたんですよね」と、綾子は何度も頭を下げながら繰り返し感謝の気持ちを精一杯伝えてくれた。こちらとしても、自分の行動が誰かの安心につながっていると思える幸せが、日々の仕事の強いモチベーションになっている。

薬の適正量

麻薬や鎮静薬については、病院ではかなり慎重に用いる場合が多い。副作用として「呼吸抑制」があるとも言われるため、それをあえて丁寧に説明する医師も少なくない。また、麻薬を使うと「もともとの人格が変わる」といったイメージを持つ家族もいる。ただ、終末期のがんに対して現場で利用している「実態」としては、痛みや苦しさの状態に応じた量の麻薬を使うことは、その人らしさを戻してあげることに間違いなくつながる。

医師からの「丁寧な副作用への説明」の言葉を真に受けて怖がりすぎ、麻薬の量を抑制して痛みや苦しみを残すことは、かえって今あるいのちを損なうことになりかねない。在宅診療で緩和の経験をしてきた経験から、家族にしっかりと伝えてあげたいのは、「頓用の麻薬は連用してもいいし、苦しい時には１日の最大量なども考えずにしっかりと使ってもいいよ」ということである。そして、１日の頓用の量が次第に増えるようならば、ベースで使っている麻薬の量を少し増やしていくことが大切である。

もちろん麻薬が過量になると、眠くなる時間が多くなったり、便秘が強くなる、吐き気がするなどの副作用が出ることもあるが、そこは日頃の症状の変化を見ながら介護職とも連携して使用量をきめ細かに調整していくのである。痛みや苦しさというのは、医者以上に患者本人や近くで見ている家族が一番よくわかる。薬の量も血液データや画像データなど医師側の情報で決めるのではなく、可能な限り本人や家族から、そして介護職からの情報によって決めていくことで一番適正な量になるのだ。

医療の現場で最もよく使われている麻薬は12時間ごとに飲む薬なのだが、がん患者にとっては、時間を決めて飲むという服薬管理が困難であったり、そもそも「飲む」という行為そのものも難しいことがある。今回、綾子には24時間に1回貼り替える小さな「貼付剤」の麻薬をスタートすることにした。貼付剤の表にマジックで日と時間を書いて、毎日貼り替えるのである。もちろん、本人ではなくて、家族や介護職がサポートしてくれる時に貼り替えると管理も安全に確実に行える。

「こんな小さなテープで本当に効くんですか」と不思議そうにしながら、「麻薬っていうと昔のモルヒネのイメージが強くて、ずっと寝かされるような気がしてたんですけど、先生から以前に頓服の麻薬について丁寧に説明してもらってから、あまり抵抗はなくなりました。実際、これまで先生の言うとおりにしてきたらずっと楽になってきたし」と綾子が話をする。

1時間ぐらい綾子の家に滞在していたが、その途中で他の家からも連絡がはいった。「私はいいから待っている患者さんのところに行ってあげて。先生、深夜までモテモテだね」と軽口を叩けるぐらい綾子の様子が落ち着いたのを確認した後、退出させてもらい、そのまま続けて往診に伺うこととした。

マンションに帰ったのは朝の4時くらいだった。もう寝られそうもなかったので、録り置いたビデオを見て朝まで過ごすことにした。もともと若い時から2、3時間のショートスリーパーで、あまり夜勤は負担ではなかったのだが、やはり緊張感が続く現場のため2年間このような生活を続けた後に1週間ほど寝込んでしまったこともある。結果として他の医師に負担をかけるようになったという反省もあったが、当時はおそらく何回自分が人生を歩んでも同じ選択をせざるを得なかっただろう。

開業して5年経った今は、多くの医師に夜勤の分担をしてもらい、身体的にも精神的にもうまく休みながら働けるようになってきている。綾子と鏡花と過ごしていた時は、開業してから1年あまりの時で　患者のいのちへの緊張感を一人で背負わなくてはという思い上がった気持ちが体を突き動かしていたのであった。

がん終末期の「ゴールデンタイム」

私と訪問看護者はよく「ゴールデンタイム」という言葉を使う。がんの終末期でありながら、痛みや苦痛がしっかりと緩和をされている、そんな時間のことを表現している。

綾子と鏡花のそのときが、まさに「ゴールデンタイム」であった。抗がん剤を中止して、麻薬とステロイドのコントロール、腹水の管理などがちょうどバランスが取れており、まさに「その人らしい」時間を過ごせている。

他の方々でも、医師が適切な薬の調整をし、その状態を訪問看護が丁寧に確認してフォローをいただけると、どれだけ重い疾患だとしても必ずこの時間を過ごしてもらうことができる。病院での薬の苦痛、外来通院する大変さ、時によっては入院での加療やそのなかでの孤独感、苦しい姿をみている家族の介護負担など、それらを在宅の現場で一緒に寄り添って歩むことで取り除いてあげるのが、私たち在宅診療の使命だとも感じている。この「ゴールデンタイム」をしっかりとつくってあげられることが、亡くなったあとの家族の幸せ感にもつながるのである。

「これからは、ちょっと時間もできるから先生みたいな素敵な人を見つけようかな」

綾子の葬儀も終わって数日してから、看護師とともに鏡花を訪れた。遺された人たちの悲しみを癒すための時間を、一般的には「グリーフケア」というが、訪れたときの鏡花は全てから解放されたような穏やかな表情と柔らかい笑顔でこちらを見つめながら話をしてくれた。

「ダメですよ。この先生、患者さんには優しい人ったらしですけど、周りの女性を幸せにしたなんて話は聞いたことないですから。こんな人だと苦労するだけですよ。せっかくの人生なんですから、もっとちゃんとした人を見つけてください」。これまで一緒に関わってきた看護師が元も子もない事実を伝えてくれる。私は苦笑し、鏡花は大笑いしていた。亡くなった後の場所で不謹慎のように思えるかもしれない。ただ、このような自然で馬鹿馬鹿しい会話も、これまで最期の時間で作られてきた「家族」との「家族のような」関係性からのものであり、できる限りのことをお互い頑張ってきたという納得感からくるものなのである。

最期の時間やその後のグリーフケアのときには、このような軽口や笑顔、そしてこれまでの看取りまでの経過での思い出を語り合うことが多い。

人生で一番の桜

綾子の「ゴールデンタイム」は長くは続かなかった。ただ、抗がん剤と病院通院をやめてから約３ヶ月の間、家族としての自然な一体感と今を生きている幸せ感は、訪問するたびにいつも感じさせてくれていた。麻薬の量も少しずつ増え、夜間に苦しみが出た時には訪問看護が緩和のための座薬を肛門から入れに行ってくれたこともあった。

亡くなる２週間前には、家族や友人たちが集まって、みんなで一緒にイクスピアリに遊びに行っていた。欲しかったロクシタンのボティクリームも、一万円分ぐらいしっかり購入したとのことだった。抗がん剤で失われた髪を補うためのウイッグをつけて、車椅子で買い物をする姿を次の診察時に写真で見せてもらった。本人も家族も本当に幸せそうな笑顔であふれていた。イクスピアリでも頓服の麻薬を何度かは使ったものの、大きな体調の悪化をきたすこともなく、充実した時間が過ごせたとのことだった。

「桜の季節までは厳しいかもしれないと言われていたんですけど。この前の葬儀のとき、式場周囲の桜がびっくりするぐらい満開になっていて。みんなでその桜を見ながら、母がこの景色を見せてくれたのかな、って話してたんですよ。本当に綺麗でしたよ。一面のピンクの景色が私たちの心を癒すように、包んでくれるような感じになりました」。鏡花がマンションの部屋の窓からまだ咲き誇っている川沿いの桜を見ながら話をする。懐かしそうに現像した写真を私たちに見せてくれた。

「イクスピアリに行ったその後の診察のとき、ちょっとだけ近くの川べりを綾子さんと歩きに行ったことを思い出します。その時、綾子さんが行きたがったけど、鏡花さんはちょっと心配な顔をされてましたよね。あの時はまだ、パラパラとしか咲いてなかったけど。綾子さん、疲れないかなとか寒くないかなとか私もちょっとドキドキしながら外出してました。家族には外に行って大丈夫とか言っておきながらなんですけど」と、そのときの写真を見ながら私も懐かしく話をする。

「いや、イクスピアリに行ってから、なんか母のテンションが少し高くなっていて、いい意味ですよ。いろいろ動きたくて、話したくて……っていう表情もほんとに明るい時期でした。動くとやっぱり息苦しそうにはしてたんですけどね。あの時は外に行くのが心配だったというよりは、先生たちも忙しいだろうに、なんか申し訳ないと思って」

「ちょうどあの日は、私も午後から患者さんが入っていなかったので、逆に久しぶりにゆっくりとできましたよ。まだ、桜は蕾が多かったんですけどねえ」と私が話すと、鏡花が「あの後、ちょっとずつ動けなくなって、ご飯もあまり食べられなくなっていったけど、話せるときにはいつもイクスピアリの話と先生との花見の話ばかりしていて。よっぽど嬉しかったんでしょうね。人生で一番桜を見て感動したって何度も話してましたよ」

病院に通院していた時期は、衰えていく自分の姿を撮られるのが嫌でほとんど写真は撮らなかったが、この数週間で何百枚という写真を、いろんな方々といろんな場所で撮ったとのことだった。亡くなった日も私と看護師が訪問し、一緒に体を綺麗にさせてもらった。「エンゼルケア」は家族と一緒に行わせてもらう。一緒にガーゼやタオルで体を拭いてあげ、その後、本人が一番好きだった服などを着せてあげるのだ。

その後にもみんなで一緒に笑顔で記念撮影をした。ご遺体の前で不謹慎と思われる人もいるかもしれない。でも、家族も私たちも一緒に写真を撮って、笑顔でお互いにいることが何よりの供養のように感じさせてもらっていた。

最期の時間は唯一無二

最期の時間は一つとして同じものがない。だからこそ、在宅診療に確固たるマニュアルはないし、標準治療もない。一人ひとりの病状と生活、本人や家族の思いに丁寧に寄り添う中で、毎日毎日の変化に関わらせていただくのである。

全ての最期が幸せであるために頑張ってはいるが、必ずしも全てがそうではないことも事実である。それでも、地域で一緒に頑張る仲間とともに、かけがえのない「最期の時間の幸せ」のために、笑顔で最期を迎えられる選択肢をできる限りつくっていきたいと思っている。

綾子と鏡花との笑顔と出会えたご縁は、私の人生の幸せなひとときでもあったのである。髪の毛の大切さも、一年に一度しか見られない桜への感動も、最期のときに一緒に過ごせることれまで他人だった人とのご縁も、何もかも「今」しっかりと生きているなかでそのかけがえのなさを感じていけるのだろうなと思う。

がんの終末期における葛藤

しろひげ在宅診療所としては、「自宅で最期まで過ごせる幸せ」という選択肢をしっかりとつくりたい。でも、それだけが患者やその家族にとっての幸せとは限らない。がんの終末期において、患者本人と家族が話し合って今後の方針を考えることはとても大切なことである。それでも、その気持ちは必ずぶれる。さまざまに変化をする。それが当然のような人間らしさでもあるから。

本人が感じる痛みや苦しみの変化、不安感の高まり、また、介護することを覚悟した家族の感情の変化。外科治療や化学療法、放射線療法をやめるという決断。病院から家に帰ってくるという決断。家族が患者の介護を引き受けるという決断。その決断の瞬間にはそれぞれの立場における「覚悟」があることは間違いない。在宅診療においてその「覚悟」に接していると、私たちの言葉一つひとつの重みやその患者や家族への影響力も常に感じるのである。患者やその家族の「覚悟」の根っこには、医療従事者や介護従事者の関わり方や言葉の一つひとつが、間違いなく横たわっている。病状の変化に応じて、これまで過ごしていたいろんな生活が変わってしまう。家族だからこそ率直な思いを交わしあうなかで、相手のことを思いやり、その覚悟が揺らいでくる。在宅生活に関わる医療従事者などの不用意な発言や気楽な慰めが心を傷つける。誰が間違っているわけでなくとも、悪意がなくとも、それぞれが常に「繊細な緊張感」のなかにいる環境が続いているのが、終末期における在宅での生活なのである。

繰り返しにはなるが、だからと言って「がん患者を家でサポートするのが大変だ」と言いたいわけではない。人の気持ちは揺れる。覚悟はぶれる。関わる全ての人がそれを前提とするからこそ、その「繊細な緊張感」のなかでも笑顔で過ごすことができるようになるのだと思う。

がんの末期における積極的な治療が必ずしも悪であるとは思わないし、その選択をすることを否定するつもりもない。ただ、がんであってもなくても「限られた人生」をただただ苦しむ時間にしてあげたくはない。積極的な治療が必ずしも延命にはつながらないということを、しっかりと伝えてあげる。抗がん治療をストップする方が、体も楽になり、大切ないのちを永らえることにもつながる。そういう話を真摯に伝えるなかで、そのなかでの患者本人や家族の判断や覚悟を大切にしてあげたい。家で最期まで過ごすために、「救急車は呼ばない」と決めても、いざ病状変化があれば診療所に連絡する前に119にかけてしまう。それを責めることは決してできない。

さまざまな葛藤にまみれながら、「がんの終末期」を過ごす患者やその家族の不十分な覚悟や不安定な判断に、私たちは寄り添ってあげるしかない。ただ、そっと寄り添うという自己満足に陥るのではなく、その患者の病状をしっかりと見て、医学的な根拠も明確にして、医師として自信と覚悟を持った精一杯の寄り添いをしなくてはいけない。それを24時間365日続けていくのが、私たち在宅診療所の仕事なのだと思っている。

第２章　老衰

難しい患者

「この患者さんは、これまで2回在宅診療を変えてきていて……なかなか難しい方だから、しろひげさんでお願いしますと言われています。ケアマネと訪問看護も含めて、家でのサポート体制を全とっかえにして、私たちのところに依頼がきた。息子さんが色々と思うところがあるみたいで。なんか大変そうですよね……まあ、そんな患者さんを受けるのがしろひげですけどね」と新しく依頼があった患者について苦笑いを浮かべながら話すのは、しろひげ在宅診療所の相談員の北浦である。

北浦はまだ30歳になったばかりだが、診療所を開業したときからのメンバーであり、10人の相談員全体のリーダーもしている。柔らかい雰囲気で患者やその家族に寄り添う姿勢は、地域の関係職種からの信頼も厚い。

「91歳の男性で……これまで特別これといった病気はないみたいだね。まあ、心不全とは書いてあるけど。あっ、ポートがついていて高カロリーの輸液をしてるんだ。それで、息子さんと二人暮らし、と。息子さんは今は仕事をしていなくて、家で介護をしている。それで、なんで訪問診療が2か所も変わってうちに来たの？」と聞く。

「この前、息子さんの話を聞きにご自宅に行ってきました。患者さん、勝田茂雄さんご本人は、意識状態はほとんどなくて、呼びかけにもあまり反応しないような状態なんですが、苦しそうだとかそういうのもなさそうでした。息子さんがこれまでのクリニックに対して怒っていたのは、夜などに連絡しても全然往診にきてくれないことが一番大きかったみたいです。あとは、どちらのクリニックでもお看取りの説明をされたらしいですけど、どうもその説明に納得がいっていないみたいで……」と北浦が話す。

20年ほど前から国や自治体において「地域包括ケア」という言葉が使われるようになった。在宅診療に対して大幅な診療報酬の引き上げもあり、在宅診療所や訪問看護ステーションの数はこの20年で大きく増えている。一方で、家で最期を迎える「在宅看取り」の比率は決して上がっていない。２０２２年現在で約15％となっている。１９５０年代の日本では、家で最期を迎えられる方が80％を超えていたにもかかわらず、現在、先進国では毎年ほぼ最下位の在宅看取り率となっている。

「家制度」という歴史的な背景もあった日本では、本来、自分の家で家族とともに最期まで過ごしたいという思いもあり、「自宅でお看取り」はできるならしたいという思いが多くの方々にあるように思われる。また、コロナ禍でも露呈した病床の逼迫という背景もあり、政治的にも「病院から家へ」という地域医療づくりへの道筋をつくろうとしていることは間違いがない。

それにもかかわらず、在宅診療所が増えていても「在宅看取り率」が増えていかないという部分においては、現場で働いていると明確な理由があるように思える。

患者の状況

「はじめまして。しろひげ在宅診療所で院長をしている山中と申します。これからよろしくお願いします」

随行の看護師と北浦相談員とともに、初めて勝田茂雄の自宅を訪れた。江戸川らしい細く狭い路地の一番奥にある木造の自宅で、その1階部分に、部屋の大半を占める介護ベッドと点滴台が置いてあった。茂雄は私たちが入ってきても特別反応するわけでも開眼するわけでもなく、穏やかな表情で自然な呼吸をしていた。しっかりと点滴もされているおかげで肌艶も良く、少し体はむくんでいる状態だった。

こちらの挨拶が終わるか終わらないかのタイミングで、息子の秀範がこれまでの思いを一気に話しはじめた。

「いやあ、先生。まあこれからよろしくお願いしますよ。私がわがままだって聞いてるんじゃないの？　親父はこんな寝たきりで反応も大してしてくれない。でもさ、やっぱり自分の親だから。最期までは大事にしてやりたいわけなんだ」というところで一息ついた。

そのタイミングで、「看護師に血圧を測ったり、採血してもらいながら、その間に話を聞かせてもらっていいですか」と、なんとかその言葉だけ会話の合間に挟み込むことができ、秀範から許可をもらうことができた。看護師は、診察鞄を患者近くに持っていき、私と秀範、北浦は少しベッドから離れて話を再開することとした。

「3ヶ月前から家にお医者さん、来てもらってたんだ。これまではそんなに病院へ行くこともなかった親父なんだけど、だんだん食事量が減ってきてね。まあ最初は年だからしょうがないなと思った。全く何も食べられなくなってきて、病院に行ったら、よくわからないうちに入院になった。病名もよくわからなかったんだよね。その後は、胸の辺りに手術して、そこからずっと点滴してもらっていた。それからは、明らかに見て分かるくらい全身状態が落ちてきて、だんだん話もできない感じになってきて……もう、このまま病院での最期かと諦めてたんだ。そんな時にね、病院の先生から家に帰ってみるのどうですかって、家に来てくれるお医者さんを勧められた。親父もこんなんになっちゃったから、家だとちょっと無理だと思ってたんだけど、病院の方からも困ったらまた連絡してくれたら入院もできると言ってくれたし。俺も去年から仕事もやめていたから、まあ最後の親孝行と思って、家で見ることにしたんだ」と秀範が話す。

　そこで私は一度話を中断させていただき、茂雄のバイタル（脈・血圧・呼吸・体温など体の基本的状態を確認するもの）を測り終えた看護師のもとに近づいた。血圧や酸素の数字を確認し、茂雄の胸と腹部の音を聴いた。足や体のむくみ、そして背中を向けてお尻の辺りの状態も確認させてもらう。体全体の状態確認をしたあと、看護師に採血を何本とるかを指示した。

「今、お父さんの状態を確認しました。今の状態なりに安定はしていそうです。肺もゴロゴロしてないし、ちょっと体や足にむくみはあるけど、それがそんなに心臓に負担になっている感じはないですね。お尻も見せてもらったんですが、褥瘡とかもできてないですよ。ちゃんとエアマットも入れてもらってますし」と、茂雄の状態について確認できたことを秀範に伝える。

納得できない家族

　病院や他の在宅診療から患者が当院に移行してきた場合に、これまでどれだけちゃんと診てくれてなかったんだ、と思うことも少なくはない。例えば、背中やお尻の褥瘡がひどくなっているのに全くケアされていなくて、ベッドも褥瘡予防のマットレスに変わっていない。心不全で体や足のむくみが強いのに、水分が過剰になっており、それにより呼吸が苦しくなっている。逆に、体がかさかさに乾いていて脱水になっているのに、漫然と脱水をさらに誘導する利尿剤を大量に飲まされている。そんな「医師の怠慢」によって患者のいのちが危険にさらされている状態で引き受ける、それほど悲しいことはないのである。

患者やその家族は、医師や病院を自分で選べるようでいて、選んだその治療や対応をなかなか評価することはできない。医師の言葉や行動、その治療についてなんかおかしいな、と感じていてもなかなか医師や病院を変える決断はできないし、出された薬を変えてくれとも言えない。ただ、今回の茂雄のケースにおいては、全身状態を確認した限りにおいては、これまでのクリニックによる「治療」そのものの対応は決して間違っているようには思えなかった。

「クリニックを変えて当院に来られた、という経過については聞いています。私たちも同じ間違いをしちゃダメだと思うので、なぜお医者さんを変えようと思ったのか、私たちにどんなことを望まれるのか、教えてもらってもいいですか」と、看護師が採血をする姿を横目で見ながら秀範に質問する。

「まあ、家で診るお医者さんってこんなものかもしれないんだけど。夜とか土日とかやっぱり心配だから、痰が絡んだりするとクリニックに電話をする。そうすると、聞いたことに答えてはくれるけど、いつも来てくれる先生とは違う人だから、なんか話が噛み合わない。一度、診にきてくれないかと言うと、そんなに病状が悪いなら救急車を呼んだほうがいいかもしれませんね、って言うわけよ。心配は心配だけど、救急車呼ぶほどでもなくて、ちょっと診てほしい、それってダメなのかね？　あんまり往診には来たくなさそうだったんだよな」と、やや興奮した感じで話をされる。

そもそも訪問診療に依頼をする時点で、「病院に行けない」「行くことを望まない」、そのような前提の患者や家族が多い。だから、重症度の高い人が多く、それを在宅で最期の時間まで精一杯サポートするのが本来の役割なのである。ただ、多くのクリニックが24時間３６５日を謳いながら、夜間はコールセンターになっていて、出動するとしても夜間専門のバイト医師という体制になっている。日中と夜間の勤務の医師の役割分担をする、医師のワークライフバランスを考えるといえば言葉の響きはいいが、患者側からするとただただ不安な体制でしかない。

「大丈夫です。しろひげ在宅診療所では昼間に働いている常勤の医師だけで夜間と土日も対応しています。半分以上、私が夜間対応もしていますから、実際には私につながることが多いですよ。昼間や夜間に私がいないときでも、医師もスタッフも全員常勤のメンバーで構成されています。勝田さんのこれからの経過もみんなで共有して把握していきますので、いつでもどんな状態でも気楽に連絡してください。往診にこいと言われたら、すぐに伺います。ただ、「どこでもドア」はないので、他の往診との兼ね合いでちょっと時間がかかることはありますが」と当院の体制について説明する。

「あとさ、これまでのお医者さんに、この足のむくみが心配って話をしたんだ。そうしたらね、そろそろ点滴はやめたほうがいいかもしれないと言われて。点滴をすることがかえって父親を苦しめるかもしれないって」と秀範が話す。

「正直、私たちのクリニックでも患者さんの家族に同じような話をすることがあるんです。過剰な水分を体に入れると、痰がらみが増えたり、心臓に負担をかけて息苦しくなったりします。それは間違いではないんですよね」と、前のクリニックを庇うわけではないが、事実として説明する。

「うん、それ自体はわかる。意味はわかるんだ。でもね、じゃあ点滴やめたらどうなるのかを聞くと、数日で亡くなるかもしれません、ってしれっと言われちゃって。確かにそうなのかもしれないんだけど、この人は私の親なんだよ。私が生まれてから今までずっと私の親父。他人からしたらたった一人の最期かもしれないけど、そのへんが大事にされてない気がして。感覚的な話なのかもしれないけど」ということだった。

その後、秀範はその医師に対してかなり興奮してしまったとのこと。険悪になった雰囲気がよりコミュニケーションをとりずらくさせ、気まずくもなってしまったと、秀範は恥ずかしそうに当時の話をする。

理想の最期は「枯れていくように」

病院や在宅診療で、患者の状態を確認することなく、ご飯が食べられていないからと無頓着に必要以上に点滴をする医師もいる。過量の点滴を入れながら利尿剤を入れる。また、がんの末期で腹水が溜まっているのに、点滴を入れながら腹部から針を刺して水を抜く。このような「患者を無駄に苦しめる」医療への反動から、在宅診療では「点滴は無意味」と言い切ってしまう医師も逆に少なくない。点滴は本人を苦しめてしまうから。痰がらみも増えて息苦しさも強くなるから。

確かに、私も本来は自然な最期を苦しまずに迎えさせてあげるためには「枯れていくように」最期を誘導するのがベストだと考える。自分自身が多くの看取りのプロセスをみてきた経験からも、食欲がない時の無理な経口摂取や体から水分が出せない状態での必要以上の点滴は、「不要」「無意味」と感じられるのは事実である。

ただ、医師側からの「不要」「無意味」と、家族側の「患者への思い」はまた別である。「枯れていくような最期」は医療従事者にとっての理想かもしれないが、家族としては誤嚥性肺炎や窒息を起こしてでも最後まで食べさせてあげたいと思うかもしれない。体がムクムクした浮腫で膨らんで、痰がらみで息苦しそうでも点滴をしてあげたい。実際にそのように思う家族はかなり多い。もちろん、家族にはちゃんと「選択肢」の説明をしなくてはいけない。口から食べさせることでのリスク、点滴をすることで苦しみが増えるかもしれないリスク。それを丁寧に説明したとしても、最後に選ぶのは家族であるべきだと思う。

私はいつも「緩和」だけではなく「延命」もしてあげたいという思いがある。緩和をしっかりすることで延命になることも多い。でも、実際には緩和にも延命にもならないことがわかっていても、「どうしても家族が望む医療」というのがある。もちろん、意図的に死期を縮めたり、苦しみを明らかに増大させる、そんな選択肢は犯罪になってしまうし、医師としてしっかりと断らなくてはいかない。ただ、一番大切なのは「家族の満足感と納得感」である。

私たち医療従事者よりもこれまでの人生をずっと一緒に過ごして、ずっと愛情をともに持ちあってきた、その関係性のある家族の選択と決断はとても重い。医療者の常識や価値観に囚われるのではなく、私たちも在宅診療で現場に入るときは、その「家族の価値観と思い」に寄り添いながら医療行為の選択をしなくては、といつも感じさせられるのである。

「秀範さん、お父さんのことではなく、ご自身は延命ってしたいと思いますか」と、急ではあるがちょっと視点を変えた質問をさせてもらう。

「私ですか? 私はあんまり延命されたくないかな。苦しむのが嫌だから。それは……やっぱり父の点滴も結局苦しめてるからやめろってことですか?」と秀範が不安そうにこちらの顔を覗き込む。

「いや、そうではないんです。私、これでもお医者さんなので、やっぱり延命はしたいんですよ。世の中で「延命」という言葉が適当に使われてるなと思って。秀範さんに延命したいですか?と聞いたとき、それ以上は聞かずに「あまりしたくない」って言いましたよね。でも、延命ってなんですかね。急に胸をナイフでぐさっと刺されてる人がいたら、誰でも助けようとしますよね。それも延命です。お父さんが肺炎になったら、肺炎を治してあげたいですよね。それも延命です。

秀範さんが風邪をひいた時に栄養のある食事を摂ったり、体を温めたり、風邪薬を飲むことも延命です。なんか延命というと、人工呼吸とか心臓マッサージとかのイメージもあるんですけど、胃ろうはどうなんだ、点滴はどうなんだ、抗がん剤はどうなんだ……本当は「延命」というものについてみんなでいろいろと、もっとちゃんと話し合うべきだと思うんです」と、私の話が長くなってはきたが、秀範は目を見てちゃんと聞いてくれているので、そのまま話を続ける。

「でね、何が言いたいかというと、私はお父さんにはできるだけ長生きしてほしいんです。確かに、今は口から食事がとれない状態だから、点滴は命を繋ぐ大切なものです。今、体を見ているとむくんでいるけど、決して体に負担がかかっているむくみではないですよ。肺の音も聞いたけど、水も溜まっていないし、今の点滴をしっかり体で受け止めてくれていると思いますよ。また、いろんな症状が出てきたら、そのときそのときちゃんと話もお互いできますので、今全部決めなくていいですよ。点滴を止めるのが正しいとか、続けるのが正しいとか、私も神様じゃないからわからないけど、お父さんの体の声と息子さんの思いをこれからも聞いていくから、一緒に頑張りましょうね」

そう説明すると、もともと少しコワモテの秀範の顔が緩んで、そのあと声を出して泣き始めた。同席していた看護師は少し驚きながらも、その様子に寄り添うように「大丈夫ですからね。これから任せてくださいね」と声をかけていた。

「やれることは全部」という家族の願い

その後、毎週1回の訪問にするとともに、週に3回訪問看護も入ってもらうことにした。これまでは、「あまり他人に家に来られるのも」という思いもあったようで、訪問看護師の介入も週1回だったようだ。最初は、そんなに来られてもやってもらうことはないよ、などと言っていたが、いざ訪問看護に頻繁にきてもらい始めると、言うことが変わってきた。

「やっぱり助かるね……看護師さんたち、みんな優しくて、いろいろ話を聞いてもらえるから、それで気持ちも少し落ち着いてきました。足のむくんでいるところもいつも丁寧にマッサージしてくれるんです。父もそのときはなんとなく、気持ちよさそうな表情になる気がします。この前は髪の毛も切ってくれたんですよ」と、最初の訪問のときにはみられなかった秀範の笑顔が次第にみられるようになってきた。

それからはときどき、夜間に医師の方や訪問看護の方に代わりがわりに電話がかかる。

「先生、今日は痰がらみがなんか強い感じがするんだけど、点滴減らしたほうがいいかなあ」などと同じような相談が何度もある。その度ごとに訪問看護に一度状態確認に行ってもらうこともあれば、私の方で往診に伺うこともある。が、実際に伺ってみると、いつもとほとんど状態は変わらない。

「いやあ、ごめんんね。先生が来るといい感じになるんだよ。さっきは本当になんか苦しそうだったんだよ」と申し訳なさそうに秀範が話す。

91歳の茂雄の病名は何かと言われたら、間違いなく「老衰」と私は言う。普通はこの年齢だと、食べられなくなったという段階で、医師側としては「自然な最期」に向けての選択肢を取る可能性が高い。

比較的若い年齢で脳梗塞になったり、パーキンソン病などの進行により、体そのものは元気だが食事をとるための「意識状態」や「運動機能」が損なわれた場合は、胃ろうやポートという体の外から栄養をしっかりと入れる「道具」を体に設置する。これらの「道具」を設置する手術はさほど体に負担のかかるものではなく、入院期間も短く済むものだが、医療者側からは年齢を考慮して躊躇する場合もあるし、患者の家族側からすると「そこまで延命しなくても」という思いで否定的な場合もある。

思いがけない感染などよほどのトラブルがない限りは、「道具」を設置することで「一定の延命」につながることは間違いない。ただ、「老衰」という病気を「治す」ことは絶対にできない。そもそも「治せる病気」というのは、医師をやっていてもさほど多くないと感じている。初期のがんや感染症を「治す」ことはできる。一方で、膝の痛みや視力の低下、その他多くの慢性的な病気は「加齢」が理由で悪化していく、医師はその「症状を緩和する」、そのような薬を調整することが多いのである。

リウマチやパーキンソン病、脳梗塞や心不全、肺気腫に腎不全、一般的によく聞くような慢性疾患を持つ患者の多くは、その病気に対して「自分自身そのもの」としてうまく付き合っていかなくてはいけない。

訪問しながら、秀範から過去の経過もいろいろと聞くと、やはり病院で「家族の意思」としてポートを体に増設することを医師の方に強くお願いしたということだった。

「病院の先生からは、今、食べられなくなっているのも自然のことだし、年齢を考えると点滴を入れるポートっていうのを体に無理に付けなくても、とは言われたけど、やれることは全部やってあげたいなって思ってさ。あの手術痛かったのかな。本当は親父、そこまでやってほしくなかったかな」と秀範がこちらに聞いてくる。

「やったほうがよかったか、やらないほうがよかったか。それは私もわからない。でも、今の茂雄さんの顔や体を見ていると、間違いなく秀範さんが点滴を継続するという判断をしたから「延命」がしっかりとできている。ポートの手術はそんなに時間がかかるものじゃないし、体に負担もかからないから、辛くはなかったと思います。秀範さんが愛情の結果として選んだことだから、絶対茂雄さんは喜んでますよ」と、こちらは生意気にわかったような話をするものの、ここに至るまで、この判断をするまでの秀範の葛藤はいろいろあったのだろうなと思わされる。

「最期まで苦しまないよ」と言ってあげること

前に来てもらっていたクリニックからは１週間以内に最期を迎えるかもしれない、と何度も言われていたようだが、私たちが初診に入ってから２ヶ月ほどは自然経過のまま、ご本人は「穏やかに」に過ごせていた。ただ、その間にもいろんな変化はあった。指で酸素が測れない、酸素の値が低いんです、と夜間に連絡があり往診に伺ったこともある。

「コロナが流行り始めたときに、自分で買ったんだよ、この機械」と秀範が見せるのは、パルスオキシメーターという指で酸素飽和度を測るものだった。

「大丈夫ですよ。呼吸は安定しているし、肺の音も問題なし。表情も落ち着いてますね」と、診察をしたあとに病状について説明する。

「でもさ、これまで98とか出てた数字が、さっきまで測れなかったり、数字が出ても70とか出るんだよ。それで焦っちゃって」と秀範は済まなそうな表情をしながらも、少し口を尖らせて話をする。

「よくあるんですよ。茂雄さんの体は一番大事な頭とか心臓とかをしっかり守りたいから、血液の循環をそっちに優先しちゃうんです。手や足の先が少し冷たくなってしまうんですよ。そうすると、指先では酸素が正確に測れなくなってしまうんです。その測る機械はあくまで機械。茂雄さんの体のことをすべてわかってくれるわけではないんです」と伝える。

「じゃあ、この機械意味ないね」とせっかく購入した機械が使えないことに少し残念そうな表情を見せながらも、茂雄自身が問題ないことには安心したようだった。

「指先をタオルなどでちょっと温めてあげると測れるようになるとは思います。でも、あくまで数字は目安。一番大事なのは、茂雄さんが実際にみて苦しそうなのかとか、辛そうだなとか。それは、ときどきしか来ないお医者さんや看護師さんよりも秀範さんの方がよくわかるんじゃないかな。一番大事なのは、数字ではなくて、その茂雄さんの変化を確認することなんですよ」と茂雄の血圧や脈、そして全身状態を改めて確認しながら話をする。手で指を温めた後で酸素を測ってもやっぱり数字は出ないが、脈拍も呼吸もとても落ち着いている。

「素人だけど、その状態が悪くなったってわかるかな」と秀範は心配そうに質問する。

「私たちも看護師もその変化についてはしっかりみていくつもりですけど、苦しいときは普段との違いは絶対わかりますよ。今はとても落ち着いているので、秀範さんの方で無理に病気を探そうと思わなくても大丈夫。茂雄さん、苦しい時は苦しいって表情で教えてくれますよ」と説明する。

「夜もその変化とかちゃんとみていた方がいいかな」と秀範が聞く。

「夜はちゃんと家族も休まれることが大事です。秀範さん、病院でも、夜ずっと看護師さんが患者さんに添い寝しているわけじゃないでしょ。確かに、夜に急な変化が絶対ないとは言えないかもしれない。でも、だいたい夜に変化があるときには、それまでに前兆もあります。病院でもやらないようなことを家で秀範さんがやってたら、秀範さんが先に倒れてしまいますよ」

「そう言われると少し安心しました。やっぱり、夜とかいつ何があるかわからない状態だから、でもずっとは起きていられないから、病院や施設に入れた方が、親父も安心かな、なんて思ったこともあるんですよ。でも、今の言葉を聞いてちょっと気が楽になりました」

このような家族の反応はよくあることである。在宅診療を新たに開始した最初の診察のとき、多くの家族は最期が近くなったときには施設か病院に入れたい、そのように話をされる。その理由のほとんどが、苦しそうな時期、最期を迎えそうな時期に、自分で対応をすることは難しいと思う、ということなのである。

もちろん、病院や施設でもナースコールがあるが、本当に苦しいときや終末期には自分でナースコールは押せないし、いつも看護師が横についているわけではない。コロナ禍で面会も制約されており、一番一緒に過ごしたい最期の時間に共に過ごせない、そんなことを本当は家族も決して望んでいない。患者のためを思って「仕方なく病院や施設」というならば、在宅診療で問題なく自宅でのサポートができるんだよ、ということを私たちも自信を持って伝えていかなくてはいけない。

がんや老衰によって、終末期に苦しむのを見るのが嫌、だから病院に入院させたいという家族もいる。苦しむことを支えるための毎日の「介護負担」を避けたいという思いを率直に伝えてくる家族も多い。在宅医の大きな役割は「最期まで苦しまないよ」と責任を持って言ってあげられることだろう。もちろん、患者の状態変化に「絶対」はないが、どんな病状で苦しい症状が出たときにでも、ほとんどの状態に対して「緩和」をすることはできる。絶対ではない現実に対して、あえて「大丈夫ですよ」という言葉をかけてあげるだけで、その「今」における安心感は増大し、診療所に対しての信頼感も高まる。そこからのスタートで、あとは日々の診察における対話の積み重ねで本当の信頼を高めていき、最期の時間まで納得して家で過ごしてもらえるように精一杯の努力をする。

終末期の外出

血圧が高いとか低いとか、酸素の値が低くなったとか、これまで頻繁にきていた秀範からの時間を問わない連絡は少なくなった。最期が近づくにつれて家族の負担や不安は増えるイメージが強いかもしれないが、実際にはちゃんと医療従事者側が今の状態を説明し、信頼関係が高まるほど、家族が安心してくれて電話での連絡や往診の回数は減ることが多い。

それでもやはり少しずつ体が衰えていることは間違いない。これまで同じように1日1リットルの点滴をしていたのだが、足や体のむくみが強くなってきた。そして、ときどき痰が絡むような咳をするようになってきた。

「先生、ちょっとこれまでよりむくんできたね。あと、手足もちょっと紫色になってきた気がする。大丈夫かなあ」と秀範が話す。

「そうですね。私たちも茂雄さんの体をみはじめてから３ヶ月が経ちますけど、とても今、落ち着いていると思いますよ。でも、確かに少しずつ体の変化はありますよね」と話す。

「先生、正直どうなんだろ。やっぱり、もう長くないかなあ。もともと覚悟はできてるつもりだけど、なんか寂しいのは寂しいんだよ。少し前までは呼びかけたときや体を拭いていたときに、笑ったような表情を見せてくれたり、ちょっと首を動かしてイヤイヤってしてくれてたんだけどね。最近は動かすと、息苦しそうに眉間に皺を寄せて、ただただハアハアするのも心配でさ」秀範はベッドサイドで父親の体をゆっくりとさすり、じっとその表情を見つめながら話をする。

「今の状態なりに落ち着いているのは確かですけど、以前と比べると唾液を飲み込むときに少しむせこむようになったり、褥瘡を見るときに体を動かすと、息切れがしたりしていますね。手足も、以前よりはやはり循環が悪くなってきている。でも、これもお父さんだけではなく、誰もが経験する変化で、決して何か病気が悪化したとか、そういうんではないんです。でも、当然心配ですよね」と穏やかに話をさせてもらう。

「先生ははっきりと言わないけど、最期の時間は近づいてるよね。なんとなく俺でもわかるんだ。こんな状態で親父を外に連れていってあげることってできるかな。こんなコロナ禍で言うことかどうかわからないんだけど。まあ、どこか連れて行っても親父が何か感じてくれるかわからないけど。そんな時期でもないとは思うんだけどさ」と秀範は上目遣いでこちらに返事を求める。

「いや、もし秀範さんにその気持ちがあるなら、お父さんは絶対喜ばれますよ。言葉は話せなくても、その気持ちは十分に感じてくれると思います。あと、お父さんに最期の時間に何かしてあげたいという思いは、お父さんのためというより、これからの秀範さんのためにとても大事なことだと思いますよ」と伝える。

がんや老衰の終末期に「外出」という一大行事をすることは、家族にとって決して低いハードルではない。病気そのもののことが心配なのもあるが、実際にはその移動の段取りが何より大変である。家族がたった一人でその外出をサポートするのは本当に難しい。

最近では、終末期患者の外出をサポートするボランティア団体もあるし、柔軟な対応をしてくれる介護の事業者と連携することも大切である。しろひげ在宅診療所でも、外出したいという思いを持っている患者やその家族に対して、可能な限り医師や看護師、そして介護職種や職員が一丸となってサポートしたいと思っている。当院の看護師は、ボランティアで（勤務時間内のことも多いが）一緒に外出先までついていくことも少なくない。

最後の桜

「親父、桜好きだったんですよ。なんか普段より表情も柔らかい気がします」

目は瞑ったままの茂雄だが、なんとなく春先の温かい日差しの方に幸せそうなフワッとした表情をむけている。近くの河川敷では桜が満開になっており、コロナ禍にもかかわらず、大勢の方々が訪れて笑顔が広がっている。秀範はその桜の河川敷を、茂雄の車椅子を押しながらゆっくりと歩いている。普段関わっている訪問看護師とヘルパーが外出の段取りをしてくれて、せっかくだからと私も「おまけ」で誘われた。

「最初は、茂雄さんが好きだった熱海へ行こうかなんて言われてましたけど。そこまではやっぱり大変でしたよね」と、ゆっくりと車椅子の横を歩きながら私の方から秀範に声をかける。

「温泉も好きな人だったから、最後に思い出をと思って遠出も検討したんですけど。結局、近場にしてよかったかな。先生とか看護師さんとか、日頃お世話になっている方々ともご一緒できたし、何より安心ですし」と秀範が話す。

「茂雄さん、桜の花すっごく綺麗だよ。あと、ここに花より綺麗な看護師もいるから一度目を開けてみたらいいのに」などと軽口を叩いているのは30代の訪問看護師である。

「親父はね、もう死にたいとかずっと言ってきたくせに、正月ぐらいになると、桜の季節まではもうちょっと頑張れるかなあ、なんていつも言ってましたよ。結局、そう言い続けて10年以上になりますけど。もしかしたら、今回も桜を見ようとしてここまで頑張ってこられたのかもしれませんね」という秀範は、大きな桜の木の下で穏やかな表情を浮かべる茂雄をいとおしそうに見つめている。

「茂雄さん、茂雄さん、みんなに囲まれて幸せですね。あっ、なんかちょっと目を開いたような気がしませんか」と看護師が言うように、茂雄は瞼をピクピクさせて目を開きたいようなそぶりを見せる。茂雄は桜の美しさや人の熱気を体で感じているように思えた。もちろん、実際には茂雄の言葉を聞くことはできないのだが、花見に連れてくることができた嬉しそうな秀範の表情や穏やかな顔をしている茂雄を見ていると、その心が伝わってくるようだった。

「桜を見ているときは、みんな幸せそうですよね。ここにいるたくさんの人たちも今は笑顔だけど、ずっといつでも幸せなんて人がいるはずはないんですよね。でも、どんなに辛い日常があっても、桜を見ているときは幸せで笑顔になれる、そんな気持ちにさせる桜ってすごいですよね」と私が茂雄の車椅子を押すのを代わりながら話をする。

「ほんとにそうですね。毎年の桜もいつも当たり前に思っていたし、親父が近くにいることも生きていることもずっとなんとも思ってこなかった。でも、この桜ももうすぐ散るんですよね。でもこれだけ多くの人たちを笑顔にしている。親父も親父の人生でたくさんの人を幸せにしてきたんだろうな、なんて考えたりしちゃいます。自分が生まれてからずっと自然に近くにいた親父がもうすぐ亡くなっちゃうのかなって……うっうっ」

強面でいつもあまり表情を崩さない秀範が大粒の涙を流しながら、茂雄の頬を撫でるように寄り添っている。一緒に横にいた看護師も涙ぐんでいる。

「さあ、もう一周桜の花をみて、そろそろ帰りかけましょうか。体も冷えてくるかもしれないですね」と伝えると、秀範は涙を拭いながら頷いた。茂雄も、穏やかな表情で瞼を動かして頷いたようにみえた。

自然に最期の時間が近づいている

「先生、なんか今、親父が苦しそうでさ。一度来てくれるかな」

そんな電話があったのは、桜を見に行った1週間ほど後の、夜の11時ごろだった。状態を聞くと、少し呼吸が荒くなっていて、指で測る酸素の数字が80と低くなっているとのことだった。

「すぐに行くので、焦らずに待っていてくださいね」と伝える。

「ねえ、先生、救急車とか呼ばなくていいんだよね。うん、先生を待ってる。ごめんね、夜遅くに電話して」と秀範が申し訳なさそうな声で、少し早口に話をする。

「秀範さん、ごめんね。今、他の人の往診の場所に来ていて1時間ぐらい行けないんだけど、なるべく早く行くから。救急車は呼ばずに待っていてください。少し体を起こしてあげると呼吸が楽になるかもしれないです。あと、この前苦しい時にお尻から入れてあげてって渡した座薬を入れてもらえますか」と伝える。座薬の入れ方については前回の訪問時に看護師が丁寧に説明をしていた。

本来ならば、どの家にもすぐに、救急車のように1分でも早く訪問したいのだが、夜間などにおいては、時々待機している医師が他の往診に入っていてすぐに行けない時がある。もちろん、電話を受けたときに脳梗塞の急性期症状などがあって、訪問を待つことが望ましくない場合はその場で救急搬送を選択することもある。ただ、老衰やがんの末期などにおいて、訪問まで時間がかかったとしても病院への搬送を選択する方がリスクが高く、そして一度病院に運ばれたら家族との時間を十分に取れなくなることも考慮しなくてはいけない。

様々な病状の変化を想定して、家族でできることについては事前に指導をしてあることも多い。家族がいない患者さんには、その場にいるヘルパーさんや訪問看護の方にやるべきことをやってもらう場合もある。

1時間あまりして、茂雄の家に到着した。秀範が少し焦った様子で玄関に出てきた。もう行きつけた部屋なので、秀範の案内を待たずに部屋に向かう。茂雄の状態を確認すると、血圧は最高が80くらいといつもより低くなっているが、呼吸そのものは落ち着いていて、穏やかな表情で眠っていた。

「ありがとう、先生待ってたよ。先生に電話をして、すぐに座薬を入れてみたんだ。それまでは少し荒い呼吸をして眉間にも皺がよっていたんだけど。座薬を入れてから20分ぐらいしたら、顔も少し楽になった感じになってきた。酸素を測る機械はずっと指につけてる。あまり数字は上がってこないんだけどね」と秀範は話す。

「落ち着いていますね。秀範さんが入れてくれた薬が効いていて、今は穏やかに休まれています。酸素の数字は気にしない方がいいですよ。今、全然苦しそうじゃない。それが大事なんですよ。機械の数字はあくまで機械の数字です。今は手の指先の循環が悪くなっているので、本当の体の酸素の量は反映されてないんですよ」と説明をする。

「それを聞くとちょっと安心したよ。先生が渡してくれた薬を入れたら落ち着いたしね」

ホッとした顔をしながら話す秀範に対して、しかしそれを裏切るような話も、こちらとしてはしなくてはいけないタイミングになっていた。

ベッドで寝たままの茂雄の診察を終えた後、隣の部屋に移動して、秀範には落ち着いて座ってもらった。

「秀範さん、今お父さんは本当に落ち着いていると思います。何か感染症があるとか、特別な病気になって苦しいとか、そういう状態ではありません。それでも、だからこそ、とても自然に最期の時間が近づいている。そんな状態だと思います」と、ゆっくりとした口調で話をさせてもらう。

「落ち着いているんですよね。でもやっぱり最期は近いですか」という秀範の口調は、疑問形でありながらも、どこかすでに受け止めはできている様子だった。改めて確認をしたいだけだったのだと思われる。

「秀範さん、お父さんは今から数日で最期を迎える可能性が高いと思います。今、血圧が下がってきていて、おそらくまた薬が切れてくると少し荒い呼吸になるかもしれません。でも、その呼吸も決して苦しいわけではなくて、自分なりにやりやすい呼吸をしているんです。今からの時間はほとんど苦しまないと思います。点滴も少し減らしたほうが体や呼吸はさらに楽になるかもしれませんね」と伝える。

「うん、先生に全部任せる。もうこの数週間、親父とはゆっくりと話し合えたよ。親父、声は出せなかったけど、これまでの人生で一番親父と話ができた気がする。今の時間も先生たちがうまくつくってくれたんだろうな、って感謝してる。これからの時間も二人でゆっくり過ごすよ」と秀範は落ち着いた口調で話をする。

「今からは私たちができることは何もないかもしれません。でも、お父さんが苦しそうとか感じた時があったら、いつでも時間にかかわらず連絡してくださいね。すぐに飛んできますから。呼吸が止まったら、急がなくていいので連絡してください」と伝える。

「呼吸が止まったって俺にわかるかな」と少し心配そうな顔で秀範が聞いてくる。人の「最期」を初めてみるものにとっては、当然の心配である。

「はい、わかると思います。最期を迎える少し前には多少呼吸は早く、荒くなるかもしれませんが、おそらく穏やかにスッと息を引き取られると思います。秀範さん優しいからそこまでずっとみていたい、と思われるかもしれませんが、夜はちゃんと寝てくださいね。秀範さんが倒れたら元も子もないですからね」と、以前と同じ話をすると秀範は静かに頷く。

いつの間にか深夜の1時を過ぎていた。部屋を退出する時には、秀範はいつもの雰囲気とは異なり、静かにずっとこちらに向けて頭を下げ続けてくれていた。

「見送らなくていいですよ。今日は秀範さんももう寝てください。また、明日がありますから。お父さん、根っこが強いから、秀範さんがずっと起きてると心配しちゃいますよ」と話して家を去る。


「この笑顔、幸せな最期だったんでしょうね」


その三日後の朝6時ごろ、秀範から連絡が来て自宅に向かった。

玄関口ではまた秀範が頭を下げて、まずは何度も感謝の気持ちをこちらに伝えてくる。そのあと、朝からの状態を説明してくれる。

「今日の朝2時ぐらいまでは、なかなか俺も眠れなかったんだけど。親父が穏やかに呼吸しているのを確認して寝ちゃったんだ。さっき起きたら、呼吸が止まっているのがわかった。笑ってるみたいだろ。うん、苦しまなかったんだろうな。最後の瞬間は見られなかったけどね」と秀範は寂しそうに、それでもしっかりとした口調で茂雄の顔を見ながら話をする。

「それでは確認させていただきますね。うん、本当に穏やかな顔をされていますね。今、6時30分にお亡くなりになられたことを確認しました。秀範さん、これだけ最期の時間を一緒にいたんだから、茂雄さんは絶対に喜んでいますよ。この笑顔、本当に幸せな最期だったんでしょうね」

と伝えながら、まずは体から点滴の針を抜く。そして、少し便の匂いがしていたのでその場でおむつも替えてお尻を拭いてあげる。

「先生におむつまで替えてもらって悪いな」と秀範が話す。

「私にも最後にこれぐらいはさせてください。ずっと秀範さんがおむつも替えていたんですよね。これまで頑張りましたね」と伝えると、気丈に振る舞っていた秀範の頬に涙が落ちた。

そして、床に膝をついて茂雄の体にしがみつきながら、もう一つ大きな声となり、体の水分を全て吹き飛ばすかのような大粒の涙を流していた。

当たり前の日常、ただ一つの日常

他の現場に行っていた訪問看護師が到着したのは、お看取りが終わった30分ほど後になり、その時には秀範にも笑顔が見られていた。

死亡診断書をお渡しし、これまでの思い出も一緒に話し合っていた。それから看護師と秀範とで、どの服を着せてあげようかという相談がはじまった。

「あっ、このおむつ交換、絶対先生がやったでしょ。いつも秀範さんはもっと丁寧にしてたもの。先生の雑さが出てるなあ。茂雄さん、私たちでもう一度、おむつも交換して体をきれいにしますね」などと言う看護師の言葉に秀範は大笑いしていた。

お看取りの場でのこのような軽口がいいか悪いかは、いろんな人の評価があると思う。ただ、これまでの自宅での関わりの中で、私たちにはこのような感じで関われる、そしてこのような場でも笑顔でいられる関係性ができているのは確かである。

看護師の指示に従って、秀範と私も一緒に小さなタオルで茂雄の体を拭いていく。そして、茂雄が昔着ていたというワイシャツとスーツを着せてあげることにした。秀範が箪笥の奥から引き出してきたようだった。

「親父は、家に帰ってきても寝るまで背広を脱がなくて。夕食もいつもこんな服を着てたな。昔かたぎの頑固親父、そのものだったね。それが親父らしくもあったんだよね。でも、こうやってみるとやっぱり体が小さくなってたんだな。なんか懐かしいよ。埃だらけになってしまわれていたけど、捨てなくてよかった。こんなふうに使ってもらってよかった」と秀範は話す。

確かにスーツの肩は少し落ちる感じになり、全体的にぶかっとしてはいるが、もともとの体格の良さもあり、往年の「背広をきた頑固親父」らしさはしっかりと伝わってきた。病院とは違い、看護師とのエンゼルケアを通じて家族との最後のお別れの時間をゆっくりとれるのも、訪問診療、在宅看取りのいいところだと思う。

「先生、看護師さん、本当にありがとう」。秀範の言葉を受けて、部屋を退出するときには朝の8時ごろになっていた。

「秀範さん、お身体に気をつけてくださいね。ちょっとゆっくりされてくださ い。また、クリニックにも遊びに来てくださいね」と私たちはクリニックをいつでも来られる「遊び場」に指定する。実際に多くの患者さんの家族が「遊びに」来てくれる。

最期の時間には笑顔でいてくれる家族も多いが、当然少しの時間が経つと、家族を失ったその寂しさもどんどん膨らんでくる。その時に、一緒に関わってきた私たちも「戦友」としてちょっとでも励ましになればいいと思っている。事務所にいる事務員も、いつも電話口で話したり、カルテの内容だけでしか知らなかった患者家族が事務所に来てくれると、何となく嬉しい気持ちになるとのことである。

「さあ、ちょっと遅れて朝礼に行こうか。今日も頑張ろう」と部屋を出た看護師と車を停めた駐車場に向かいながら話をする。

「先生はもう少しおむつ交換の練習をしなきゃね。注射とか傷を縫ったりとかはめっちゃ器用なのに、たかがおむつ交換って、ちょっと気を抜いてるんじゃないですか」と看護師にしつこくいじられる。

「はい、すいません。これからもっと精進します! ……いや、でもいいお看取りだったね。秀範さんもなんか顔がさっぱりしてた気がする」と、朝日が眩しく照りつける爽やかな朝に看護師と笑顔で会話を交わす。

患者さんの死はもちろん悲しくて寂しいことだが、人生の最期が必ずしも暗く後ろ向きなものではない。私たちも一人のお看取りが終わり、すぐに次の患者さんの人生に赴く。たくさんの人生にたくさんの最期があり、幸せも悲しみも、笑顔も涙も「当たり前の日常」であり、「ただ一つの日常」でもあるのである。

「老衰」という診断名をつけてあげたい

「老衰と延命」という正しさがない正しさを求めていくテーマは、在宅診療をしていると必ずぶつかるものである。50代の方が他人から「おじいちゃん」と呼ばれると不快に思うのと同様に、高齢の親を持つ家族にとってはいつまでも親の「老衰」というものを認めたがらない。大切な親に対しては、いつまでも「延命」してほしいのである。

10年以上前だと、病院で亡くなったときには必ず「診断名」として、「急性心不全」とか「呼吸不全」、「多臓器不全」などと無理に病名をつける傾向があった。在宅診療の現場だと、亡くなった方々にはなるべく「老衰」という診断名をつけてあげたいと思っている。高齢だが「生きる余力」もまだある患者が、明らかに誤嚥性肺炎や窒息などで亡くなることもある。そのような場合に家族が「何かもっとしてあげられたのでは」「ご飯の食べさせ方が悪かったのでは」などとは、なるべく感じてもらいたくない。亡くなったときに「老衰」という診断を受けることで、家族としても在宅において「精一杯かかわった」という感情を持てるし、大切な家族が「人生を全うした」という称号を手に入れる喜びを感じられる。

がんや難病でなくとも、終末期における患者の体にはさまざまな変化が訪れる。患者に「余力がある」のに老衰なのか、と思うかもしれない。短期的な状態でみれば誤嚥や窒息は人為的な要因で起こることもあるし、工夫によって避けることができた現実なのかもしれない。それでも、年齢が進むにつれて、飲み込む機能が落ちてくることにより、誰もがイレギュラーな事故が起こりやすくもなり、そのことを家族や施設職員のミスとして責めることは適切ではない。軽度な誤嚥性肺炎なら抗生剤ですぐに回復するが、肺炎が重症化したり、繰り返されるのも「老衰」という状態そのものである。

老衰という理想の最期

「老衰」という状態は苦しまないのか、苦しくないのか、とよく家族から聞かれる。自分自身が「老衰」になったことがないため、断言はできないはずなのだが、多くの老衰患者を見てきた経験からは「多くの場合は苦しまない」とは言い切りたい。

人の体はうまくできているもので、加齢による変化はさまざまな痛みや苦痛を結果として緩和する。末梢の感覚機能の低下もあれば、脳の痛み中枢が適切に衰えてくれることにより、痛みを感じにくくさせる。老衰による不安感も、加齢に伴う自然な認知機能の低下が穏やかに和らげてくれる。そのような「自然な緩和」が行われている状態に、「不自然な延命措置」を行なってしまうと「苦しむ老衰」につながることがある。

病院では飲食ができなくなった患者に対して、「一定のルール」に基づいて無条件に一日１リットルから１・５リットルの点滴を行うことが多い。そうすると、手足や背中全体に浮腫（むくみ）ができたり、お腹や胸に水が溜まったりする。老衰により自然に飲めない状態だと、体が徐々に乾いていくために浮腫ができることはないし、臓器に水が溜まることによって心臓が疲れたり、呼吸が苦しくなったりすることがない。体がむくんでいても「血管内脱水」が起こるから点滴をすべきだ、という医療従事者は少なくないし、もしかするとそれは未だに医学的な常識なのかもしれない。ただ、「在宅診療での現場での常識」からすると、食べられなくなった老衰患者への点滴は、苦しさの緩和には全くつながらないことはもちろん、「延命」にもならないのである。

老衰によって自然に食べることができなくなる。その状態に対して、家族としては「点滴しなくてもいいんだろうか」と思うのは当然である。生かせる可能性、「延命」できる可能性があるにもかかわらず、おめおめと「見殺し」にしてしまうという思いになってしまう。ただ、人は必ず最期の時間が訪れる。人間でなくとも動物はすべて最期には食べられなくなって「死」という避けられない現実が訪れる。自然に食べられない、飲めない患者に無理に口から飲ませると、むせこみながら、肺に食べ物や水が入ってしまって誤嚥性肺炎を起こす。飲み込みが悪いと、喉につまって窒息することもある。病院ではそれを避けるために、嚥下機能が悪い患者には早い段階から点滴をすることになる。それなら、点滴なら「延命」になるかというと決してそうではない。

心臓が弱っているときに点滴により水分を過剰に体に入れると、それを弱っている体では吸収させることができずに全身のむくみにつながるのである。そのむくみが過剰になると、心臓や肺にさらに負担をかけてしまい、苦しさが増えるだけではなく、限られた大切な余命を縮めてしまうことにもなる。その水分を出そうとする反応として痰が絡んだり、急性期の呼吸不全にもつながる。老衰という自然な経過ならば特段の「病気」ではないにも関わらず、不適切に水分や食事を摂らせたり、過剰な点滴をすることにより、「人為的な病気」を生み出し、それにより患者の最期の時間を苦しませてしまうのである。

「老衰」は決して可哀想な状態ではなく、人生をしっかりと生ききったという素晴らしい結果なのだと思う。それを無理に人為的に捻じ曲げるのではなく、自然に穏やかに見守ることが、実は苦しませない延命にもつながるし、後悔のない自宅での最期を迎えさせてあげられることになる。在宅診療をしている立場からすると、全ての患者の死亡診断書に、年齢や病気にかかわらず「老衰」と書いてあげたいと思っているのである。

第3章　**余命宣告を受け入れる患者**

幼い子どもを持つ末期がん患者

「桜子ちゃん、可愛いですよね。この前もお母さんのお腹の上にのぼって大騒ぎ。でも、順子さん、少し動いただけで息切れするようになって、桜子ちゃんがあんまり暴れると心配です。順子さんは自分が動く前にオプソを上手に使ってます。がんという病気を抱えながら、料理や掃除、子育てをしっかりしているのは、本当に尊敬します。それでも、これまでできていた動きでも以前より苦しそうなときもあって、大丈夫かなと思って」。そのように話すのは、当院の訪問看護師としては一番若い美島である。

彼女は25歳のシングルマザーである。美島も、いろんな人生の制約のなかで3歳になったばかりの子どもを育てているという現実がある。まだ40代で末期がんとなり、そのなかでまだ小さな子どもを精一杯育てている疋田順子の境遇と自分自身を重ね合わせる部分もあるようだ。

「最近、確かに息切れが出てきたね。オプソを使うと楽になるようだけど、そろそろベースの麻薬も入れた方がいいかもしれないね。桜子ちゃんのちょっと年上のお兄ちゃんも、いつも一緒にいるけど、本当はお兄ちゃんもまだお母さんに甘えたい年頃なんだろうね。氏郷くんだっけ。気をつかって妹にお母さんを譲ってあげてる感じもあるかな」

順子はオプソという頓用の麻薬をうまく使うことで、息苦しさの緩和をしてきたが、その使用量が少しずつ増えてきたとのこと。腫瘍による苦しさや痛みに対する「緩和」をすることで、今、生活のなかでできることの範囲も広がる。診療時には兄妹ふたりとも、順子のベッドがある部屋にいることが多い。兄の氏郷はベッドから少し離れたテーブルでゲームをしながらも、時々診察の様子をチラチラ見てくる。母親の状態への心配はあるものの、それをあからさまに表に出すことへの恥ずかしさが入り混じっていることがこちらにも伝わってくる。

「先週、順子さんが放射線治療のために1週間入院したじゃないですか。コロナで全く面会もできなかったから、桜子ちゃん寂しかったんだろうな。家に帰ってきてから、もうお母さんにずっとベタベタですよ。私の子どもとほぼ同じくらいの年だから、なんかこちらも切なくなっちゃうんです。私だったら1週間も娘と離れられないなあ。桜子ちゃん以上に順子さんの方が、子ども二人と離れて寂しかったかもしれないですね」と美島が話す。

「旦那さんの信行さんも1週間仕事を休んで子どもたちと過ごしていたみたいだけど、やっぱり父親ではなかなか母親の代わりにはならないよね」と私は言ったものの、夫の信行はいつも穏やかな表情で父親として夫として精一杯、順子と子どもたちを支えていることが訪問時の雰囲気だけでもよくわかる。この1年間、家族のために何度も仕事を長期に休んでいるようだ。正直、自分が同じ立場になったら、ここまで頑張れるかな、などと思わされる。順子と信行は二人とも福島の出身であり、両親も近くには住んでいない。そのため、順子の診察や治療、入院するときなどには、信行がいつも子どもの世話をすることになるのである。

辛い環境でも明るい母親

順子の脳腫瘍は、1年ほど前に判明した。頻繁に起こる頭痛に最初はロキソニンを繰り返し飲むことで対応していたが、あまりにも続くので病院で精査をすることにしたのだ。その時点ですでに脳に染み込むように幅広く腫瘍が広がっており、「治す」ということは難しい状態であった。まだ40代で小さな子どもを抱えている夫婦にとって、簡単に「いのちを諦める」などできるはずがない。この1年間、手術、化学療法、放射線療法と、病院の医師と相談しながらできることをやってきていた。病気が判明してから早い段階で行った手術は、「治すため」のものではなくて、腫瘍による「脳の圧迫をとるため」のものであり、「姑息手術」と呼ばれるものであった。

そして、その手術を補完するための周囲への放射線と抗がん剤の投与をおこなってきた。根治を目指すものではなく、「その場しのぎ」という意味の「姑息」という言葉が使われるのだが、患者やその家族にとってその響きは辛い。順子も信行も病院での治療継続の希望はあるが、在宅での急変時の対応を考慮して24時間体制の当院への訪問診療の依頼があった。体の動きが以前より少しずつ悪くなってきたことと、薬の副作用による不調への対応、排便コントロールの調整なども必要ということで、同時に訪問看護の依頼もあり、医療と看護ともども当院で受けることになったのである。

「先生や看護師さん達に来てもらってから、とても気持ちが楽になりました。何かあったらいつでも連絡できるという安心感があります」と、順子が座りながら笑顔で話をしているベッドの上で、ちょこんと桜子もくっついて母親の体を叩いている。いつも通り兄の氏郷はテーブルの前の椅子に座って黙々とゲームに没頭しているか、そんなふりをしているようだ。いつも訪問するのが夕方なので、小学校1年生の氏郷も家に帰ってきていることが多い。

「今は体の痛みとかだるさとかどうですか?」と、ベッドの前の椅子に座らせてもらい、桜子に私なりの愛想を振る舞いながら順子に向かって話をする。

「どこかが特別痛い感じはないんですけど、前よりも体が動きにくくなってきているのと、体全体が重だるいような感じがありますね。特に放射線療法をして帰ってきた後はもうぐったりで、寝ている時間も長くなってます。まあいつも、寝ていてもこの子達が乗っかかって起こされちゃってますけどね」

辛い環境が続くなかでも、いつも順子の言葉が明るいことは私たちにも大きな救いを感じさせてくれる。この順子の前向きな姿は、病気になる前までの自然で当たり前の家族での生活、という雰囲気を続けようという思いも感じられる。それが家のなかで子どもたちにも間違いなくいい影響を与えている。

必要な時にうまく使えば麻薬は怖くない

「こうやって話していても、少し息は苦しそうですかねえ」と順子の姿をみながら伝える。

「そうですね、自分では大丈夫と思っていてもやっぱり病気なんだな、って気付かされます。一日にオプソは5、6回使ってます。でも、ちょっと掃除しようと思う前に飲むと体が軽くなった感じがするんですよ。以前より使う量は増えてきましたね」と順子が話す。

「今日は少し、苦しさをとる薬の調整をしますね。痛いとか苦しいとかはあまり我慢しない方がいいですよ。オプソも苦しさが取れなかったら、一回に2つ飲んでもいいですし、30分くらいして苦しさが取れなかったら、続けて飲んでもいいですよ」

「病院では、オプソを一度飲んだ後は、1時間は空けてください、と言われたけど大丈夫ですか？慣れてはきたけど、麻薬という言葉にまだ抵抗はあるんですよね」と順子は少し心配そうに話す。

「病気の苦しさは、我慢するのが一番良くないんですよ。麻薬とかステロイドって言葉の響きが強いから、みんな怖がっちゃう。ちゃんと使えば他の鎮痛剤よりも副作用が少ないですよ。痛みや苦しみの状態に応じた量をちゃんと使う分には怖がることはない。これまでも、オプソを使った後の方が楽になったでしょ。1時間空けずに苦しさが出るってことは、必要な薬の量が足りていなかったと考えてください。連続で飲むことは全く問題ありません。1時間空けて飲むというのは、学生さんの医学書に書いてあるような、確かに一般的によく言われる話ではあるんですけどね」と伝える。

「薬を怖がるのは、抗がん剤の辛かったイメージがあるからかもしれません。半年ほど前まで定期的に点滴で抗がん剤をやっていたんです。その時は、今よりもずっと辛かった。毎日が苦しくて、1日1日が辛さとの戦いでした。体重もどんどん減ったし、飲み薬に変えてもずっと吐き気が続いていて、なんか薬って怖いなと。当時は、もうこのまま死んでしまった方がいいかもとすら思いましたよ」

「順子さん、私たちもがんの患者さんをずっと見てきて、正直、抗がん剤はやっぱり怖いなと、医者の側からも思うことが多いんです」

「先生でもそう思うの?」

「はい。抗がん剤はがんと戦うための薬で、私は全て否定するつもりは全くないんです。絶対に必要ないと言う先生もいるけど。私はそうじゃなくて、必要な時にうまく使えばちゃんと延命効果があるのは間違いないと思います」

「私の場合にはもう使っても意味がないと?」。順子の言い方には決して嫌味っけはなく、軽いトーンで先生わかってますよ、と言わんばかりの笑顔があった。この笑顔ひとつの気遣いも、こちらに優しい。

「在宅診療とか緩和ケアとか、その仕事って、なんだか「延命はしません」と言うように思われがちだけど、そんなことないんですよ。私も順子さんには少しでも長生きしてほしいし、そのために全力を尽くしたい」と話す。

「そのために、抗がん剤とかいらないの？」と順子から質問される。

「抗がん剤で長生きできる人もいれば、抗がん剤で命を短くしちゃう人もいる。そして、抗がん剤を止めることで長生きできる人もいる。でも、人は医学で長生きさせることはできても、最後にいのちが失われることを止めることができない。人類の歴史で、死ななかった人はいないから。それは私も順子さんも一緒」。私の話を順子はしっかりとこちらの目を見ながら聞いてくれている。

「抗がん剤をしている時って、もう死にたいと思わせるくらい辛いんだけど、子どもたちのためにも、もちろん夫もためにもね、少しでも長く生きるために私さえ我慢すれば、とも思うわけ。放射線治療もそう。毎日、朝から病院に行って放射線治療そのものの時間はあっという間なんだけどね。行くまでの時間、診察を待っている時間、会計までの時間、病院に行くために預ける子どもたちの送り迎えの段取り。そして、治療をやった後がまた辛くて、寝込んでしまう時間。それを思うと、この辛さを我慢することは、本当に自分の一度だけの人生を大事にしてるのかなと思わされる。でも、やっぱり少しでも子どもが大きくなるのを見たいから。夫と一緒に少しでもいたいから。それだけなんですよね」

順子が明るい口調を保とうとする雰囲気は伝わってくるのだが、目の奥にはしっかり涙を溜めている。このような会話は、これまでいろんな患者と交わしてきているのだが、決して慣れてしまうことはない。こちらも胸の奥が熱くなってきて、自然に涙が流れてしまうのを止められない。

「正直に言って、順子さんのがんの状態は僕も、おそらくどんな偉い先生も「治せる」ものではないです。でも、僕は少しでも順子さんに長生きしてもらうための医師としての仕事は、どのお医者さんよりもできるかな、という自信があります。これまでの病院に行くこと、化学療法や放射線療法をすることよりも、順子さんの「いのち」を少しでも守って、子どもたちのための大事な時間をつくることを精一杯頑張りますよ。何が言いたいかっていうとね、病院には行かなくてもいいですよ。僕に任せてください」

少し早口になりながら、順子の手をとって目をみて話をした。順子の横に座っている桜子はいつ話が終わるの、というような暇そうな表情をしている。机に座っている兄の氏郷は、ゲームをしながらもなんとなくこちらの話に耳を傾けている様子がある。

「これまで、長く通院したり、入院もしたけど、お医者さんとこうやってしっかりと話をしたことはなかったんです。いつも薬の効果や副作用のことばかりで。聞けば聞くほど、よくわからなくもなっていたんですよ。本当は私の不安を聞いて欲しかったり、先生がどう思っているのかを率直に聞きたかったり。先生と話していて、私と先生となんとなく人間としての話ができた気がしてホッとしてます。もちろん、病院に行かなくなるのは不安ですけど、先生がそこまで言うなら、全部任せます。行かないのも不安だけど、行くことは不安というより、もう無理という感じだったんです。自分でわかっていて決められなかったことを、先生の言葉で後押しされました。夫にも話をしてみます」

この日は、デカドロンという体の炎症を抑えるステロイド剤を追加で処方した。特に脳腫瘍の患者にとっては、脳の浮腫をとる効果もあり、ステロイドが症状に対して著効することが多い。そして、頓服で飲んでもらうオプソを追加で処方し、痛い時や苦しい時には時間を空けなくても大丈夫と説明し、躊躇なく飲んでもらうように丁寧に指導をさせてもらった。ステロイドや麻薬という薬は医師が処方したとしても、その意味や決して怖いものではないということをちゃんと説明しないと、自己判断で中止したり、苦しくても服薬しないことがかなり多い。医師側が副作用を伝えることは大切なことだが、その伝え方を間違えると、必要な時に過剰に抑制的になってしまう。

「今日の薬をちゃんと飲んでもらったら、全身のだるさなどはしっかり取れると思います。オプソも「麻薬」という言葉に尻込みするのではなくて、ちゃんと使えば他の痛み止めより副作用は少ないと思ってもらっていいです。痛みや苦しみを薬でちゃんととることは、延命にも必ず繋がりますので」という内容のことをしっかり伝えて、子どもたちにもバイバイをして部屋を出た。

急変

「院長大変！　疋田順子さん……意識を失くして旦那さんが救急車を呼んだんだって。すぐ一緒に行けますか？」と、朝礼で昨日の夜勤をしていた医師の報告が行われている時に、訪問看護の濱本が大声で飛び込んできた。前回の順子への訪問からちょうど2週間が経っていた。この日、ちょうど日中に順子を訪問する予定になっていた。

「えっ？　とにかくすぐ行きます。濱本さんが一緒に行ってくれるなら心強い。ごめん、ドライバーの誰か、すぐに出る準備をしてください」と朝礼の場から、そそくさと離れながら急遽、往診の調整をする。前回訪問の後、症状がかなり安定していたと訪問看護からは報告を受けていて、その状態の確認に今日伺う予定だった。

朝礼が始まる時点でドライバーはすでに往診車に緊急の物品などを積み込んでいたため、5分としないうちに濱本看護師とともに診療所を出発することができた。10分ほどで順子の家に到着する。江戸川らしい細い路地の一番奥にある順子の家の前までは車が入れないため、その手前のやや広い道路に救急車の赤いランプが光って、停車されていた。近所の方々が何人か外に出て、救急車の周囲で待機している隊員に話を聞いているようだった。

私たちの車を救急車の後ろに停めて濱本とともに外に出ると、隊員が家まで「こちらです」と誘導してくれた。誘導してもらわなくとも、救急隊以上に十分によく知った場所であったのだが。

家に入ると、私たちより少し前に到着したばかりの救急隊がバイタルを測るため、心電図や持続血圧計などを順子の体につけていた。酸素は数字上も十分に摂れているようだったが、おそらく念のためということで酸素もマスクで吸入させているようだ。

救急隊員が寄ってきて私から話を聞こうとしたが、私は隊員を手で制止し、まずは順子の横に行って状態確認することにした。その横では、体に縋るようにして夫の信行が泣きじゃくっている。子どもたちは全てを理解したわけではないようだが、人が部屋に集まってきたいつもとは違う空気に少し怯えた顔で、居場所なさげにウロウロしている。

状態を確認すると頻脈はあるものの、血圧も落ち着いており、呼吸状態も安定している。おそらく、酸素を外したとしても問題ない状態のようにも思える。聴診器で胸の音を確認しても呼吸器感染の症状もなければ不整脈など心臓系の問題もない。ただただ、いつもはしっかりと話ができていた状態であった順子が、意識を消失しているという状態なのである。目の動きや手足の状態など脳神経学的な所見も確認した。軽度脱力はあるものの、急性脳梗塞のような全身麻痺症状などはなく、おそらく脳腫瘍の圧迫による意識消失の発作が起こったと考えられた。診察している最中にも夫の信行は「先生、どうしよう、どうしよう」と私の体にすがるようなそぶりを見せる。

「先生、どこか運ぶ病院、知ってますか。あの、家族の方はちょっと離れてもらえるかな」

家族への配慮のない無神経なトーンで話すのは、救急隊のリーダーらしかった。なぜか家族に「タメ口」をきく隊員に少しイラッとしながらも、争っているような場合でもないので、こちらは丁寧に落ち着いて話をさせてもらう。

「まず、救急搬送するかどうか、そして今の状態について家族と話をしましょう。家族はそばにいてもらったら、患者さん本人も安心だと思うので、引き離す必要はないですよ。今、患者さんに対してできることは限られていますから、救急隊員の方がそばにいるよりは夫や子どもに近くにいてもらってください。一旦、今からデカドロンという注射だけ私たちの方で打たせてもらいます。家族には私から話をするので、一旦、待っていてもらえますか」と救急隊に話し、濱本に注射の準備を指示した。濱本は部屋を出て、すぐに車に薬をとりに行く。救急隊のリーダーはあからさまに不満そうな表情をしている。

「先生、私らもこの人を初めて見るんでよくわからないんですけど。そんなんでいいんですか。私たちも運ぶのが仕事なんで、すぐにどこかに連絡とりたいんですけど。このまま置いといてもいいならいいんですけど。私たちも忙しいんでね。他でも救急を求めている人はいるので」と、救急隊員は鼻で笑うような態度で接してくる。昔からの友達かのような話し方も気になるが、何より患者やその家族に対して何かものを運ぶかのような無機質な言葉を発することが腹立たしい。緊急時にこのような態度の救急隊員がかなり多いことは在宅診療の現場でよく感じる。言葉ひとつで安心感を与えることができる、命を預かる最前線の公務員としての最低限の接遇教育がされてないのかな、と感じてしまう。

「先生から出された薬、飲んでないんだ」

救急隊にはもともとの病名、今の状態、そしてこれまでかかっていた病院の名前をなるべくポイントを絞って伝えた。そして、これまでかかっていた病院に受け入れができるかどうかの確認をとってもらうように救急隊に指示をした。病院と連絡が取れ次第、私の方で電話を代わって、状態説明することも可能と伝えた。意識状態そのものは痛み刺激にも反応しない状態であり、いい状態とは言えないが、今、これ以上の急変リスクがあるわけではなく、時間を争う状態でないこと、今順子に対してできることが限られていることを確認した上で、まず家族の思いを前提にすることが大切であった。濱本は注射を持ってきて、ベッドサイドで薬液を注射器に入れていた。

「信行さん、大丈夫ですよ。大丈夫。ちょっと話をしましょう」。信行は、一度救急隊に引き離されていたが、再び順子の体にもたれかかるように泣きじゃくりを続けていた。私の声を聞いてようよう顔を上げることができた。

「先生、何が大丈夫なの。こんなんだよ。順子がこんなの……」

「信行さん、この前出した飲み薬と同じ作用の注射をね、今させてもらいますね。今できることは今やるから。少しでも脳の腫瘍の状態が落ち着く可能性があるから」と説明すると、信行は少しはっとした表情をみせて、それからやや落ち着いた表情になり、こちらを向いて頷く。濱本は信行の横に座って、静脈からルートを丁寧にとって注射液を入れた。

「先生、実は、この前先生から出された薬、飲んでないんだ」と涙を拭きながら少し冷静になった口調で、信行がやや気まずそうに話をする。

「信行さん、わかった。うん。そのことはまた話をしよう。飲まなかったのはステロイドの方かな、それを飲んでなかったってことだね。でもね、今はそれだけが原因というよりは、やっぱり腫瘍の進行による変化での意識消失なんですよね。ただ、今は呼吸とか血圧とか落ち着いているから、今後、家で今の症状に対していろんな対応をすることもできるし、病院に行ったとしても、特別にできることがないかもしれないけど、でも今信行さんはいろんなことが不安ですよね。もし可能ならば前の病院に搬送してもらいますか。それとも、救急隊に帰ってもらって、家で様子を見ますか？」

本当はもう少し丁寧に病状の説明をした上で、家族の思いの確認もしたいところだが、場の状況もあり、まずは現時点での信行の思いを聞かせてもらうことにした。とはいえ、順子が急にこのような状態になり、荒っぽい救急隊にも急かされるような雰囲気をつくられ、混乱したなかでおそらく私の言葉も十分には入らないだろうし、私からこれ以上の説明をすることも、信行が落ち着いて判断をすることもその場で難しいように思えた。

救急隊のリーダーはそのやりとりを見ながら「こんな状態で運ばなくてもいいんですか」とこちらにわざと聞こえるか聞こえないかの声で、薄笑いを浮かべながらボソッと話す。その言葉を無視しながら、信行の肩を包み込むように顔をみてなるべく焦らさないように、それでも言葉を待つ。

「先生、でも、うん、やっぱり今はやれることをやってあげたいから、今回は病院に運ぶよ。先生を信用してないわけじゃないんだよ。でも、でも、そうなんだよな……俺よくわからないから」と、また、うつむいて涙を流しながら信行が話す。桜子はずっと目をつぶって反応しない母親の近くをうろうろしながら、不思議そうな顔をしている。兄の氏郷は母と父の姿をみながら、状況を察している様子であり、悲しさを隠すような表情を見せながら俯いている。

「はい、そうしましょう。救急隊の方、病院に電話は繋がりましたか。なるほど、病院にわかる主治医がいないってことなんですね。わかりました。後ほど病院の方には私から説明しておきます。情報提供書も送ります。氏郷くんと桜子ちゃんを家に置いていけないですよね。どうするかな。信行さんはついて行った方がいいと思います。信行さん、大丈夫だから。また、順子さんと家に帰ってこられますからね」となるべくゆっくりとしたトーンで信行が落ち着くように話をする。

「僕、大丈夫だよ。家でさくらと待ってるから。お父さん、病院に行ってきて」とさっきまで俯いていた氏郷が顔をあげる。後ろで私たちの話をちゃんと聞いていたようだ。

「ありがとうな。さくらのこと頼んだよ。お兄ちゃんだな」と、信行は涙を拭いながら氏郷の頭を撫でる。

「信行さん、病院にはちゃんとこの家での数週間の状態、今の状況、これまでの経過について伝えておきますから。また、家に戻ってきたら看護師ともどもしっかりサポートしますので。氏郷くん、よろしくお願いしますね。お母さん、大丈夫だからね」と氏郷の方にも少し笑顔を向けて話をする。

「こんな状態で大丈夫、とか家族に言うなんて、お気楽な先生ですね。はい、わかりました。じゃあ、運びますね。結局、運ぶんですよね」などと、救急隊に嫌味を言われながらもこちらとしては「よろしくお願いします」と頭を下げる。嫌味と同じレベルに付き合うだけ無駄である。

救急車に順子が運び込まれ、信行も同乗して、もともと見てもらっていた病院に運ばれていった。

「お父さん、戻ってくるまで大丈夫かな。氏郷くん、偉いねぇ……頑張ったね」と濱本がしゃがみ込んで、氏郷のほっぺたを触っている。桜子は状況があまりわかっていないが、父と母がいなくなったことで不安そうになり、氏郷にくっついている。「大丈夫だよ、さくら」と氏郷は何度も桜子の頭を撫でている。

「また、何かあったら僕達のところに連絡してね。ここに連絡先あるからさ。氏郷くん、電話できるかな。また、お母さんの病院での状態は確認しておくね。大丈夫だよ。お医者さんが言うから安心して、だからがんばってね、お兄ちゃん。桜子ちゃんも、バイバイ」と、私と濱本は二人の子どもに見送られながら家を出る。

事務所に戻る車の中で濱本が、申し訳なさそうに言った。

「院長、ごめんなさい。私たちの方でも順子さんが薬を飲んでないのは気づかなかったの。前回、院長からステロイド薬が出て飲み始めて数日後は、すごく楽になったと言ってたんですよ。痛みも良くなった感じがするって。ご飯も吐き気が出ることなく、食べられるようになってきたって。それなのに、なんでそれから薬を飲まなくなったのかな。この前訪問した時は、残薬も確認したらちゃんと減っていたんですけどね」

「そうだね。濱本さんから調子が良くなってきていたと聞いていたから。もしかしたら、家族でいろいろ話し合って何かあったのかもね。まあ、それよりやっぱり腫瘍は、予想どおり進行してるよね。脳腫瘍って、症状が出ていない時期は実際に看取りが近くなっているときでも、元気だったりする。患者さんも家族も腫瘍が進行していることを忘れたような気持ちになって。それで、ちょっと油断しちゃうというか、安心しちゃう。まあ、そういう気持ちで病気を忘れることは必ずしも悪いことではないんだけど。でも、病状に変化がある時はいつもそこからが早いんだよね。もしかしたら、病院から、今回もすぐに帰されちゃうかもしれないな。前の病院も今の腫瘍の進行している状態はわかってるでしょうし」という話に、濱本は無言で頷く。

「これ以上やれることはない」

その日の夜8時ごろに、信行から私の携帯に電話が入った。

「先生、家に帰ってきちゃった。入院できないんだって」。声のトーンはかなり低く、話す途中にはため息が混じる。

「今は順子さんも、もう家にいるんですか」

「今日一日、いろいろ検査をしてもらって、食事がとれないから点滴はしてもらって。でも、これ以上やれることはないからって、夕方に介護タクシーで帰ってきました」

「そうでしたか？　今からちょっと伺いましょうか。あっ、そうだ、氏郷くんたちは大丈夫でしたかね」と聞くと、電話の向こうから信行の少し笑う声が聞こえた。その後ろからは子どもたちが動いているような音も感じられる。

「順子が戻ってきたら、子どもたち二人はとても嬉しそうでした。氏郷がさくらに昼ごはんもあげてくれたようでした。子どもって勝手に育つんですね。順子の意識はまだ全然戻らないんですけどね。そんな状態だけど、二人が帰ってきた母親の顔を見て嬉しそうに抱きつくのを見ちゃうと、入院できなくてよかったかな、とも思わされました」

「まあ、一度じゃあ顔を見に行きますね。朝はあんな状況だったから信行さんともゆっくり話せなかったし。あと30分ぐらいで行けると思います。もしよかったら、子どもさんと順子さんがいないところで話したいので、少し部屋をかえて話せますか」と伝える。

「ありがとうございます。遅い時間にすいません。でも、先生とちょっとでも話せると安心です。順子の状態も改めて見てもらえると。本当にすいません」

この日の夜勤は他の医師だったので、先ほどマンションに戻って、ぼーっとテレビを見ながらオリジン弁当のおかずを食べていたところだった。帰って着替えたばかりのジャージを脱ぎ捨てて、今日一日着ていた服に再度着替え直す。髭面のおじさんがさほど小綺麗になるわけでもなく、見た目はほとんど変わらないが。

急いで外に出て、駐車場まで歩きながら空を見上げると、澄んだ寒空にオリオン座が輝いていた。

「失礼します」。玄関のチャイムを押して、その返事を待つ前に鍵のかかっていないドアを開けて中に入る。順子の家に着いたのは午後9時前だった。氏郷が玄関口まで顔を出して迎えにきてくれる。ペコリと頭を下げる横で真似をするように桜子も何度も可愛くお辞儀をしている。

「氏郷くん頑張ったね」と氏郷の頭をクシャクシャっとすると、少し恥ずかしそうな顔をしている。部屋の中に入ると、ベッドで寝ている順子の手を信行が離さないまま、こちらに頭を下げてきた。

「すいません、本当にこんなに夜分遅くに。先生見てやってください。昼よりは息遣いとかは穏やかな感じがしますが、時々眉間に皺を寄せるようなときはあります。苦しいんですかね」

「今の今は、そんなに苦しそうには見えないですけどね。血圧とか酸素とか測らせてもらいます。じゃあ、診察のあとでちょっとお話ししたいので、氏郷くんたちは向こうの部屋に行っててもらおうかな。ちょっとでもお母さんと離れるのは寂しいかもしれないけど」と信行に伝える。「わかりました」と答えた信行は、後ろで様子をみていた子どもたちを隣の部屋に誘導してくれる。

その間に、順子のバイタルを測り、聴診をし、全身状態を確認した。昼間と同様、血圧や脈拍、酸素の値などは問題なく、ただただ、意識状態が悪い、それに尽きる状態だった。

「このままもう妻と話すことはできないですかね」。向こうの部屋から戻ってきた信行は、昼間と比べると落ち着いた表情になっている。

「病院では検査などしてきたんですよね。向こうの先生から何か言われましたか」と私の方から信行に聞いてみる。

「いろいろと採血とか画像検査とかやってもらったんです。結局、医師からは脳腫瘍によるものですね、その一言で終わりでした。私の方から入院して治療とかどうですかって聞いたんですけど。特に、病院でやることはないって言われてしまって。いつもの先生に聞いてもらうことはできませんか？と言うと、今日はいなくて連絡が取れないけど、どの先生に聞いても同じような判断になると思いますと、言われちゃいました。おそらく、その通りなんだろうし、その先生なりには丁寧に対応はしてくれたんですけど、なんか全体的には冷たい感じがして。妻はもうダメなんですかね。こんな状態でも病院から帰されちゃうんですね」。病院側でかなりはっきりと言われたせいか、落ち込んでいるというよりはどこか諦めたような表情を見せている。病院からもらってきた採血データと画像を信行から受け取り、その場で確認させてもらう。

「信行さん。私も神様じゃないから順子さんの意識が戻るかどうかはわからないけど、脳の腫瘍が以前よりは進行していることは間違いないですね。ただ、今順子さんの状態を見ていると、体の状態はとても落ち着いているし、血液検査も炎症反応は少し出ているけどそれ以外は安定しています。今できることを今やらせてもらう、でもやっぱり、いつどのような変化があるかはわからないのは事実なので、子どもたちと信行さん、順子さんとの今の時間を大事にしてほしいと思います。昼に打ったステロイドの注射を今からもやってみますね。時々、脳腫瘍の方で意識がなくなってから、この注射で意識が回復する方もいるんです」と伝える。

おそらく、医師によっては「確実性がないこと」「根拠が不明確であること」「絶対に大丈夫とは言えないこと」を断言することは「不誠実」という人も少なくないだろう。しろひげ在宅診療所においても、他の医師から「なんで院長、その治療をするの?」「そんなに言い切って大丈夫なんですか?」と言われることがある。それでも、その処置に対する判断や言葉遣いの判断は「目の前の患者やその家族」に合わせて、「一番正しい言葉」ではなく、「一番今求められている言葉」を使うことにしている。もちろん、その言葉が患者やその家族から「裏切られた」となってしまえば、私の信用を失ったり、かえって辛い思いを与えてしまうことになるかもしれない。それでも、そのようなリスクももちろん考えたうえで、私は「今求められている言葉」を選ぶことにしている。

自宅でよかったと思えるように

「さっき、電話でも先生に話したんですけど、結果として家に戻ってこられてよかったと今は思っています。これからどうなるのかわからないけど、今度こそ先生のことを信用したいです。結局、病院に運ばれてもこんな感じですもんね。実は、この前、妻は先生の薬を飲み始めてすごく楽になったと言ってたんです。それなのに、あのあともう一度、病院の外来を妻と一緒に受診したんです。私はやっぱり病気のことが諦めきれなくて。麻薬とかステロイドとかって、苦しさはとっても、治らない、そんな気持ちが強くて。そんなときに、向こうの先生からもステロイドなんて飲む必要ない、と言われて、そこから薬飲んでなかったんです。あと、苦しいときの麻薬も実は飲んでなくて……すいません。飲まなくなってから、また妻の調子は悪くなってたんですけど、向こうの病院の先生との縁が切れるのも怖かったし、まだ「緩和」という言葉に逃げるのが嫌だったから」と、信行はこちらにすまなそうに話をする。

「信行さん、そんなことは気にしないで、というより、私の説明が不十分だったんだろうし、また、お互いの信頼ができてなかったのは当然ですよ。でも、少しずつ信頼してもらえると嬉しいかな。私たちも脳腫瘍の同じような症状の患者さん、これまでもみてきてるから」と伝える。

「いや、実は妻は以前からもう病院に行くのは嫌だし、大変だし、院長先生のことも信頼できる、ってずっと言ってたんですよ。先生が出した薬も最初はちゃんと飲んでましたし。わがままを言ってもう一度外来を受診させたり、薬も飲まなくていいんじゃない、って言ったのは俺なんですよね。病気で一番辛いのは妻なのにね。でも、少しでも長く生きてほしかったし、なんとか奇跡が起こって治らないかな、という気持ちが捨てきれなくて」。信行は目を覚まさない順子の顔をじっと見つめながら、手をさすってあげている。

「正直、私たちも同じようなことはこれまで在宅診療をしてきて何度もあったんです。私たちがこうやってくれたらいいな、と経験的に思うことで、患者さんやその家族にはその通りには伝わらないし。結果として、どちらが正しいというわけでもないんですよね。今の順子さんの状態も、薬を飲んだとか飲まなかったとか、病院に行ったから行かなかったからではなくて、病気としてどちらにしても起こりうる状態なんです。だから、決して信行さんが悔やむことでも申し訳ないことでもないんですよ。順子さんも、信行さんと話し合って、その方針を決めていたんですから」。順子の手をさすっている信行の横で、同じように順子をみながら話をする。

「先生、ありがとう。そう言ってもらうと、俺の気持ちが救われた感じになる。でも、順子はこれからご飯とか食べられないよね」。信行は少し気持ちが落ち着いた様子になり、落ち着いたからこそ順子のこれからが心配になったのだろう。

「当面、訪問看護に毎日入ってもらって、一日５００ミリの点滴とステロイド剤を体に入れてあげようと思います。もし、看護師が訪問した時に順子さんに何か変化があったら、彼女たちからすぐに僕のところに連絡を入れてもらうので。うん、でも今ね、体は落ち着いている。それだけは間違いないから、もう今日は信行さんもゆっくり休んだ方がいいですよ。朝からずっとで疲れたでしょう。僕たちでずっと話していても、子どもたちも心配するだろうし。寝られる時にはしっかり寝ましょう。何かあったらまたいつでも飛んできますから。気楽に連絡してください。病院に入院するより、自宅でよかったと思えるようにしっかりと支えていきますから。もう、何かあっても救急車は呼ばず、まずは私たちに連絡ください。病院でできることは私たちもできますから」と、不安にさせないよう、あえて自信満々な表情で私の思いを伝えた。

「ありがとう……ありがとう。でも、今日は寝られないかもな。今日だけは俺がこいつの顔をみていたいし、手も握っていたいんだ。でも、俺が寝ないと子どもも心配しそうだな」

信行が笑顔で子どもたちを呼びにいく。神妙な顔で氏郷が入ってくる。もしかしたら、氏郷は部屋の向こうでこちらの話を聞いていたかもしれないな、と感じた。「さくらはもう寝たよ」と氏郷が言ったので、私たちも慌てて声のトーンを下げた。

玄関口まで信行と氏郷に見送られて退出した。少し場所が動いたオリオン座の煌めきが、診察に入る前よりもなぜか切なく胸に届いてきた。

意識が戻る

その後1週間、信行からは往診の依頼もなく、訪問看護からも良くも悪くも状態が変わらないという報告を受けていた。

この日は定期訪問に行く予定だった。その朝、まだ事務所に出勤する前だったが、信行から私の個人携帯に連絡が入る。

「先生、順子が目を覚ました。普通に話してる」。信行は何度も同じことを繰り返し、電話を通してもかなり興奮していることが伝わってくる。数時間後に訪問することになっているのだが、それまで報告が待てなかったのだろう。

「順子さん、意識回復したんですね。状態はどうですか？　とりあえず、すぐ向かいますよ。今、事務所に行くところだったけど、その前に寄ります！」と伝えた。

「先生忙しいだろうから、いいよ。もともとの予定通りの昼前で。もう、ただただ、伝えたかっただけ。意識なくなる前と全然変わらない。本人はこの1週間のこと、全然覚えてないみたいだけどね」と信行は言うものの、事務所には朝礼に参加できないことを連絡した上で、すぐに順子の様子を見に行くことにした。駐車場に向かう道で歩きながら、看護師の濱本にも連絡をする。当然のごとく、「行く！」という一言で電話が切れた。もちろん、朝礼は全ての職種と前日の患者の様子や診療所全体の情報共有をする上で大切な時間なのだが、私も濱本もまずは目の前の患者を優先してしまう傾向にある。

順子の家の近くのコインパーキングにそれぞれの車を停めて、濱本と合流した。そこから歩いて家に向かう。チャイムを鳴らすと、玄関前で待っていたかのように信行がすぐにドアを開けて私たちを中に導いてくれた。家のなかで私たちを部屋まで先導する背中からも、順子の意識が回復した嬉しさが伝わってくる。

「先生、おはよう。朝早くからごめんね」。部屋に入り次第、久しぶりの順子の声を聞くことができた。桜子は以前と同じように母親の体の上に登って、ピタッとくっついている。氏郷は以前と同じように台所の椅子に座って、こちらには無関心そうにゲームをしている。

「濱本と二人で来ました。いや、よかった。信行さん、本当に嬉しそうで。あっ、でも一番嬉しいのは氏郷くんと桜子ちゃんですよね。桜子ちゃん、一瞬たりとも離れたくなさそうですね」

「順子が目を覚ましたのに最初に気づいたのは氏郷だったんですよ。私のところに走ってきて、お母さん、起きた！ってめちゃくちゃ大声で興奮して。今、ゲームしているけど、さっきまではあいつ、順子に抱きついてワンワン泣きながら喜んでたんですよ」と信行が話すと、その後ろで、氏郷はゲーム機を手に持ちながらもチラチラこちらを見て恥ずかしそうにしている。

「目を覚ましたら、目の前に氏郷がいて、氏郷の夫を呼ぶ声に驚いて。なんか今がどことか、何が何だかその時はよくわからなかったんですよ。この1週間のことは全く覚えてないし、意識がなくなったときのことも何一つ。恥ずかしいけど、先生からの薬を飲まなくなったのは、よく覚えています。いや、本当に恥ずかしい。さっきも夫からいろいろと聞きました。意識がなくなってから、先生と看護師さんに本当にお世話になったって」

もともと少しぽっちゃりしていた順子は、この１週間の点滴だけの生活でかなりスリムになっている。もともと体がむくみ気味だったため、水が抜けることで、痩せすぎて脱水になったというよりは、もともと水分によって心臓に負担がかかっていたり、脳のむくみにつながっていた部分が程よく抜けた感じがある。

「私たちも正直、順子さんの意識が回復するかどうか確信は持てませんでした。それでも無責任に信行さんには「大丈夫ですよ」とか言ってたんです。この１週間、毎日注射していたデカドロン、順子さんがやめていた薬と同じ成分なんですけど、それが腫瘍の炎症を抑えたり、脳のむくみを取ったりしてくれたのかもしれません」

「夫はこう見えて気が小さいから、私がこんな状態になって、とても不安だったと思います。多分、先生に大丈夫と言ってもらってなかったら、頑張れなかったんじゃないかな」という順子の言葉に、後ろで夫は涙ぐみながら苦笑いをしている。

「氏郷くんも頑張ってたんですよ。意識がなくなって、救急搬送されたとき、家で桜子ちゃんとお留守番をしてたんだよね」と濱本が氏郷の後ろに回って声をかける。氏郷はゲームから目を離し、少し照れくさそうな笑いを浮かべている。

病院の先生に見捨てられるのも怖い

「あのね、先生。私、今回なんとか生き延びてすごく反省しているの。まず、先生から言われた薬を勝手にやめたこと。先生と話したときには、もう病院には行きたくない、行かなくていいって威勢よく言ったんですよね。その日の夜に夫と話して、結局もう一回だけ、病院に行こうってなったんです。実は、それまで数日間、先生の薬を飲んですごく楽になってたの、息苦しさとかなんか頭がモヤモヤする部分とかがなくなって。でもだからこそ、もう一回病院で治療すればよくなるかも、とか思った部分もあったんですよね。それで、向こうの先生から治療したいなら僕が出してない薬を勝手に飲まないで、みたいなこと言われたし、感染のリスクも高まりますよ、なんて言われたから。その日からやめちゃったの」と申し訳なさそうに話をする。

「俺が悪かったんだよ。順子が薬を飲んで楽になってきてた感じがあって、逆に俺も欲が出ちゃった。向こうの先生の態度とか話し方とか以前から嫌いだったんだけど、なんか見捨てられるのも怖い感じがあった。それで二人で、治療のこととか薬のこととか話し合って、ね。先生にはそのことも言えなくて、本当に悪かったと思ってる」と言いながら、信行は頭をかく。

「いや、それはそのときの判断で間違っていたわけじゃないと思いますよ。二人でいろんな思いで決めたことだし、病院から見捨てられたくないという思いも当然。付き合いの浅い私たちの薬より、病院の先生の言葉を信じるのも当然。医療って正解がありそうでないんですよ。私たちも何もかも絶対と言い切ることはできないけど、経験でやれることはやるし、患者さんに長生きもしてほしいし、苦しんでほしくもない。病院の先生も、自分達のやり方で患者さんになんとか頑張ってほしいと思っている。患者さん本人も家族も、今のいのちを精一杯大事にしようとする。みんな同じ思いなんですよね」

「先生がそう言ってくれると、心は軽くなるけどさ。順子ともさっき話してたんだけど、今度こそ、本当に先生のこと信じて、家で頑張るよ。前もそう言ってた気がするね。人って弱いね。でも、もうほんとに病院はこりごりなんだ。氏郷、桜子とも一緒にいてあげたいしね。俺もちょっと介護休暇を取ろうと思ってるんですよ」と話す信行の姿を、ベッド上の桜子はニコニコして見つめている。

「私の時間を私のために」

「もう一つ目を覚ましてから、後悔したことがあるんです。この子たちとしっかりと病気のことやこれからのことについて、全然話をしてこなかったこと。たまたま、私、生き延びたけど、本当にたまたまだったんですよね。こんな病気になった後でも、どこかまだまだ大丈夫。奇跡が起こってなんとかなる、なんて思ってたような感じがあった。でもやっぱり、がんはがん。というか、人ってやっぱり死ぬんだな、って今回本気で思わされたんですよ」と順子は穏やかな口調でしみじみと話をする。

「がんじゃなくても、私たちもみんな明日の自分のことは全然わからないですよ。在宅診療は、重い病気の方々といつもご一緒するんです。がんや難病の方々と毎日会っていると、その人たちの今輝いている瞬間、本気で悩んで、本気で笑って、本気で苦しんでいる。それが、生きていること、この瞬間、今の今、まさに生きているってこと、それって奇跡なんだなと思わされる毎日なんですよ」

普段思っていることを素直に話させてもらう。

「私も、子どもたちにはどこまで言っていいんだろう、かえって心配かけるかな、とか、信行にもどこか本音で話し切れてなくて、遠慮もしてた。でも、いのちって本当になくなるんだって今回思った時に、ちゃんと生きてるときに話そうと思わされました。傷つけるかもしれないし、ショックを受けるかもしれないし、話すことで気まずくなるかもしれない。でも先生、それも家族だからできることですよね。もう、私の全部を今、出し尽くそうって思っちゃいました。あと、旅行も行きたいな」

順子の意識が回復してから、まだそれほど時間は経っていない。こんなに話しをしていて体調が心配だが、1週間以上話していなかった部分を全て吐き出すかのようにしっかりとした口調で話をする。

「いいですね。外出するときには私たちもぜひサポートできるところはしたいです。あと、『願いのくるま』という団体が無料で行きたいところへ車椅子などを使って、介護職も同行して連れて行ってくれます。そんなサービスもあるんですよ。ぜひ、信行さんと子どもたちとどこかにいく計画を立てたらどうですか」

「こんな体になったから、もう旅行どころじゃないと思っていたし、行きたいと言っても迷惑かけるし……なんて、いろいろ考えてたけど、もう私の時間を私のために使おうと思います。わがままかな」と順子は笑って話す。

「自由人で勝手をしてきた俺と結婚して、子育てもほとんど一人で頑張って、順子は全然わがまま言ってこなかったな、と今になって思います。がんになって、ベッドで過ごしていても、やっぱり我慢してくれてたんですね。順子のわがままを今聞かせてもらわないと、俺も子どもたちも一生後悔します。氏郷、さくら、今週末でもお母さんとどこか行くか！」と、信行の声がけに、桜子はよくわからないながらに体を動かして嬉しそうにしている。氏郷も静かに頷いている。

「順子さんのは、わがままではなくて、家族みんながやりたかったことなんじゃないですか。今、順子さんとたくさん話したい、順子さんといろんなところに行きたい、順子さんを支えたい。それが家族みんなの幸せなんでしょうね」。話しながら、なんて素敵な家族だろうな、と感じる。

「私も一緒に行きたい！　でも、せっかくの家族団欒を壊しちゃダメか。ディズニーランドでもスカイツリーでも、熱海温泉でもどこでも行けると思いますよ。順子さん、寝てるときでも体全体は全然落ち着いていたんですよ。何か行き先であったら、いつでも連絡ください。私が飛んで行きますよ」と濱本は冗談か本気かわからないトーンで話をするが、長年一緒に仕事をしてきた彼女の気質からはおそらく本気だろうと思った。

安定した終末期

その後の順子は、ステロイドをしっかりと飲んで、痛みや苦しみが出たときにはちゃんと頓服の麻薬を服用する。そのことをしっかりと自宅で守ってくれていた。

意識が回復してから約3ヶ月、薬の量は少しずつ増えた。ちょっとした呼吸の変化もあり、苦しそうな時間も出たため、在宅での酸素吸入ができる機械も導入した。それでも、脳腫瘍の終末期として、とても安定している状態といえた。意識が回復してから、ちょっとしたことでも順子の状態変化を確認するために、訪問看護の回数をこれまで週1回だったのを、月水金というペースに増やした。もともと2週間に1回だった私の訪問も、毎週1回、火曜日に行くことになった。

「あんまりお医者さんや看護師さんに何度も来られるのは、なんか抵抗あるんですよ」と以前は言っていた順子も、この3ヶ月においては「ほとんど毎日、しろひげの誰かに来てもらえると、安心できるようになりました」と言ってくれるようになった。実際に、ちょっとした腫瘍による症状の変化や排便コントロールが悪いときなどに看護師が医師にすぐに報告することで緊急の往診をしたり、またはその場で看護師が柔軟な対応をすることで、大きな問題が起きることがなかった。「前もこうやって入ってもらっていれば、私たちのこっそり薬を飲まなかったこともバレてたね」などと看護師に話していたようだ。

信行は介護休暇をしっかり取ることにした。これまで病気のこととは関わりなく、信行の忙しさなどを理由にして行けなかった場所も子どもたちと行きまくったらしい。信行と順子の知り合いが介護タクシーをやっているとのことで、その人たちの好意に甘えて車椅子のまま富士山の麓まで連れて行ってもらったとのことだった。最初は、もっと山の上の方までチャレンジしようとしていたらしいのだが、麓の温泉で富士山を見上げて、美味しい料理を食べて順子も満足したとのことだった。ステロイドをしっかり飲むようになってから、食欲もかなり回復した。たくさん、いろんな場所に行って、いろんな食べ物も食べてきた。診察に行くたびに家族で行った旅の話、家族で話したたくさんの思いなど、私も看護師も順子からしっかり聞かせてもらっていた。

そんな3ヶ月間の写真をまとめて見せていただいたのは、濱本と二人で順子のグリーフケアに行ったときのことだった。

「これ、蟹ですか？　いい笑顔で食べてますね。部屋にお風呂が付いてたんですね。いいですね、家族みんなで内風呂に入って富士山みてたんですね。みんな本当にいい笑顔」。濱本はその写真をみながら涙ぐんで笑っていた。

家族の時間

亡くなる1週間前の夜7時ごろ、信行から連絡が入った。

「また、意識がなくなりました。先生、急いでこなくていいよ。うん、呼吸は落ち着いている。苦しそうでもない。でも、また目を閉じちゃった。子どもたちは泣いてるけどね。大丈夫。先生待ってるね。濱本さんにも伝えてくれるかな」。以前、救急車を呼びながら連絡をした信行とは全く違う、落ち着いた声のトーンだった。

濱本と示し合わせて、すぐに順子の家に向かった。到着すると家の鍵は開いていたので、チャイムを鳴らしてそのまま中に入っていく。この数ヶ月で、私たちももう家族のような家への入り方をするようになった。部屋に入ると、信行は順子の手を握っており、子どもたちもその周りに佇んでいる。

「最初はね、今日はみんなでたくさん話したから、ちょっと疲れて早く寝たのかなと思ったんだけど、さくらがベッドに登ってどんどんしても全然起きないから。先生どうかな」と少し微笑みながらこちらを見る。

濱本が血圧や脈、酸素飽和度を測り、私の方で聴診をする。

「うん、落ち着いてはいますよ。意識はないけど、みんなの声は聞こえてると思いますよ。さっきから子どもさん二人の声が聞こえると、なんとなく表情が柔らかくなっている気がします」。

本当に声が聞こえているのかどうかはわからない。嘘つきな私は、でもそうであったらいいな、と思うことを単純に話してみた。

「先生、ありがとう。この数ヶ月とてもいい時間が過ごせた。子どもたちともこれまでにないくらい一緒に過ごせた。順子のいろんな表情も見ることができた。まだまだ生きて欲しいけど、どうだろうね。でも、そのわからない時間をあと少しかもしれないけど、子どもたちと順子とゆっくり過ごすよ。今日も先生と濱本さんに来てもらえて、なんか安心した。ごめんね、いつも夜とか朝とかばっかり呼び出して」。子どもたちは父の話す姿をじっとみている。

「信行さん、順子さん目をつぶってるけど笑ってる気がしますよ。手を握ったら感じてくれると思うし、話しかけたらきっと聞こえてると思う。氏郷くん、桜子ちゃん、お母さんにたくさんお話ししてあげてね」と伝える。

これからの時間は、私たちではなくてご家族の時間だ。これから最後まで、苦しむことはまずないだろう。医師や看護師にできる仕事はほとんど終わったのだ。

穏やかな表情をして家族に囲まれている順子を見て部屋を退出した。信行には、苦しさが出たらいつでも呼んでもらうように伝えた。そして、呼吸が止まった時のことも伝えなくてはならなかった。呼吸が止まったときには落ち着いて連絡してくれるように話をした。伝えたその辛い内容もしっかりと受け止めて頷いてくれた。

「限られたいのち」とともに、「今を生きる」お手伝い

「すごく桜が綺麗ですね。あっ、これ鶴ヶ城ですよね。私も行ったことがあります。ちょうどいい季節に行かれましたね。満開ですね。桜も氏郷くんや桜子ちゃんの笑顔も。みんないい顔してる！」。

今はどこをみても青葉が眩しくなってきたが、写真は数ヶ月前、会津若松に家族で行ったときの写真で、華やかなピンクに囲まれた家族写真がテーブルに広がっている。

「会津は私たちの地元で、結婚前にはよく順子と鶴ヶ城でデートをしました。最近はコロナで実家に帰ることもなかったから、久しぶりに行ってきたんです。綺麗だったな。まだ目に焼き付いてる。先生たちから旅行に行っていいよ、って言われなかったら、こんな思い出もつくれませんでした」。信行は改めて懐かしそうにそのときの写真を手にとっている。

「氏郷くんの名前は、やっぱり会津の武将、蒲生氏郷からきたんですね。会津若松という地名の名付け親ですもんね。私の出身の松阪にもいた武将だったから、なんとなくそうかな、とは思っていたけど」。珍しい名前だとはずっと思っていたが、今回の会津の話を聞いて納得した。

「今回も蒲生氏郷のお墓、山桜が綺麗なお寺で、そこに書かれた蒲生氏郷の歌を妻がその場で手帳に書いていた。これなんですよ」と、信行が出してきた達筆な順子の字で書かれた歌は、

「限りあれば　吹かねば花は散るものを　心みじかき春の山風」

いのちには限りがある、風が吹かなくても自然に花は散っていくのに、運命の神様って短気だなあ、わざわざ春の山に風を吹かせ、こんなに素敵な桜を散らしてしまうなんて。というように勝手に意訳してみた。織田信長の娘をもらい、将来を嘱望されていた武将が40歳を前にいのちを失った、その心情と順子の思いが重なった部分もあったのだろうか。

「運命の神様は早く桜を散らしてしまったかもしれないけど、その素敵に咲き誇った桜のことはみんな絶対に忘れないですよね。最期の時間まで大好きな、大切な家族に囲まれての順子さんのいのち、これ以上なく素敵に咲き誇ったんじゃないですかね。幸せだったと思います。この写真、全部いい笑顔ですもん」

子どもたち二人の名前と縁深く、そして信行と出会って過ごした会津の地で、ひとときの輝きを見せる桜とともに過ごせた最期の時間は、順子にとって、そして家族みんなにとってどれだけ貴重なものだったのか。私たちは、その家族との短い時間のご縁ではあったが、その限られた時間をともに過ごすことができ、その幸せの一部に関われたことは何よりの幸せだった。

がんだから不幸せではないし、人はいのちを失うから不幸せではない。誰もが「限られたいのち」が散っていく、その当たり前の事実を受け止めながら、「今を生きる」。

誰もがわかっているそのことを、改めて考えさせられた患者さんとの関わりであった。

介護職種が精神的に支える

在宅診療をしていると、若年でのがん末期患者に出会うことも少なくない。結婚したばかりだったり、子どもがまだ幼かったり、会社でやっと業績が認められて出世したところだったり、独立して事業を始めたばかりだったり。多くの人が、「人生はまだまだ長く続く」その前提での「今」を送っていた。その当たり前の日常が「がん」という異物によって大きく変化をする。がんが体に広がっていても、高齢者よりも体力も認知機能もしっかりとしているため、こちらが説明をしなくとも自分の現状への把握や理解が良くできている。そのことがさらに本人や家族をさまざまな葛藤に導いてしまうのである。

「病気にならなかった日常」を想い描き、「本当だったらこうできたのでは」という悔しさを噛み締める。どんな人でもいつかは最期を迎えるという生き物としての摂理はわかっていても、今すぐにその人生を失う覚悟はできていない、そんな状況なのである。

前章において、本人に対しては全ての「真実」をそのまま伝えるわけではないと書いた。若い方々に対しても、同様にその「真実」を受け止める心の状態を慎重に考慮する必要がある。ただ、すでに現状を理解している場合も多く、中途半端なごまかしはお互いの不信感にも繋がるし、「最期の時間の使い方」についての前向きな話し合いにつながらない部分もある。だからこそ、私たち医療従事者もまずは家族としっかりと話し合い、本人の性格や思い、価値観などを考えに考えた上で、結果として今の病気の現状やこれからを本人も交えて話し合うことになんとかつなげていこうとする（もちろん、高齢者のがん末期患者にも同様のプロセスを作るときもある）。

　そのコミュニケーションの取り方については、私たち医師よりも長時間、そして頻回に患者に介入する訪問看護の役割がとても大きくなる。私たち在宅診療の医師は外来や病院の医師と比べると、当然患者本人や家族とのコミュニケーションの時間はより多くとれる。それでも患者への定期訪問としては、多くて週に1回くらいである。訪問看護師は、入浴介助や排便コントロール、疼痛管理など、重症度が高い方には週末も含めてほぼ毎日入りながら、病状の変化だけでなく、今の状態における心の変化にもしっかりと寄り添っていく。私たち医師はその看護師たちの話を受けた上で、薬の調整や心の状態へのケアにつなげていく。週1回しか入らない医師に比べて、看護師に対しての方が患者も気楽に本音で話しやすいことも間違いない。

　一般論として、医師に対してはなんとなく病状以外のことについて話すことの申し訳なさのようなものがあり、自宅とはいえ気楽には話せない部分があるように思える。もちろん、その心の壁を取り払える空気づくりも私たちの重要な役割なのだが、看護師をはじめとする介護職の方々にはその心の壁を取り払って話ができる場合が多い。若い多くの患者にとって、病状の進行や痛みなどの苦痛への調整も大事なのだが、それと同様に「今の生活」や「これからのこと」についての不安感へのサポートも大切なことなのである。バリバリに働いていた仕事をやめなくてはならなくなったこと、子どもの世話が十分にできなくなったこと、パートナーに介護負担をかけるようになったこと。これまでとは違う生活環境が強いられるようになったストレスや不安感について誰かに聞いてほしい。そして、少しでもその環境に対してアドバイスをしてほしい。その役割については、医師は決して万能ではなく、介護職種の日頃からの「生活へのサポート」と連動した精神的な支えがあって成り立つものである。

最期の輝ける時間を、ともに作る

多くの若年患者は、「人生を諦めきれない思い」「捨てきれない人生への未練」が当然のように強いため、がんに対してもギリギリまで「積極的な治療」を望まれる。ただ、若年者であっても現状の病気に合わない積極的ながん治療は高齢者と同様、かえって残された貴重な余命を短くしてしまうことにも繋がる。そして、その積極的治療による副反応は若年者ほど強く現れることもあり、その苦痛が日々の生活に与える影響も大きい。がんそのものの苦しさは、「緩和ケア」によってほとんど解決できるが、がんの「積極的治療」による苦しさを緩和することは極めて難しい。過度の化学療法や放射線療法の持続は、食欲不振による体重低下、感染リスクの増大、吐き気や嘔吐の繰り返しなど、「当たり前の日々」を送れる状態を失わせてしまい、ただただ「延命」への希望にすがりついているだけとなってしまう。実際には、そのような副反応が強い治療には「延命効果」すらなく、かえって命そのものも縮めてしまいかねない。

積極的治療をする側である医師も、本来はもう効果がないことがわかっている治療行為でも、若い患者の「諦めたくない」という思いを尊重するために十分な説明をせずに続けてしまうことがある。積極的治療を継続して望む患者が、それと並行して在宅診療を受けることも多く、その時には、私たちは「積極的治療のメリットとデメリット」「積極的治療をやめるべきタイミング」についてもしっかりと説明を行う。治療をやめるということが人生を諦めるのではなく、残された時間をより有意義に使うための選択であることをしっかりと伝えることにしている。

若いがん末期の患者の病状の進行は早い。終末期であることや余命について告知をされていても、実際には普通通りの生活を送っている患者も少なくない。ただ、そこからの変化が著しいのである。少し前まで当たり前にできていたことができなくなる。私たちはその説明も十分にした上で、だからこそ、本人もそして大切な家族も「今できること」をしっかりとしてほしいと思っている。諦められない人生だからこそ、「積極的治療」に固執する思いはよくわかるし、その気持ちも否定できない。それでも、誰もがいつかは迎える、そしていつ迎えるかわからない最期の時間までの「大切さ」はしっかりと守ってあげたい。

本来は私たちの関わり方に患者の年齢は関わりなく、「残された時間」に精一杯関わるのは当然である。それでもやはり、若い患者の「当たり前の日常」が壊れてしまった心の状態への寄り添い方には、よりさまざまな配慮が必要となる。人生における「自然ではない変化」が起こったその生活に対しても相談員、訪問看護、ヘルパーなどとしっかりと連携しながら丁寧に、慎重に支えていかなくてはいけない。

がんという異物が人生に介入したことで、想像したよりも短い人生だったかもしれない。だが、その異物が生じた環境そのものも「いい人生だった」「精一杯悔いなき人生を送った」と本人にも家族にも思ってもらえるような「最期の輝ける時間」を一緒につくってあげたい。いつもそう思っている。

第4章　暴言をくり返す独居の患者

面倒な患者

「宮内さん、ほんとに大変なんですよ。いやあ、あそこに若い看護師を行かせるのはちょっと。院長、真面目に聞いてる？」

職員全員での朝礼が終わった後、個々の患者について関係職種と院内ミーティングを行なっていた。そこで医師の診察に随行する看護師リーダーの武田が、ちょっと怒りながら声を荒げて話をしてくる。

「武田さん、わかるわかる！　訪問看護のメンバーもみんなあそこには行きたがらないの。私たちも少しでも部屋を片付けようとするけど、またすぐに散らかす。何より物に触られるのも嫌がるんですよ。本当はこっちが触るの嫌なくらいだけど。部屋も尿臭ですごいでしょ。尿瓶をベッドにぶちまけたりしちゃって。なんとかならないのかなあ。まあ、院長に愚痴を言ってもしょうがないかもしれないけどさ」と武田に同調しながら話すのは訪問看護リーダーの濱本である。

「白衣の天使」というが、もちろん人間である。医師も看護師も患者に対しては誰にでも可能な限り同じように偏見なく接しようとはしている。そして、なるべくできることは全てしてあげたい、その思いはもちろん持っている。それでも神でも天使でもない人間だからこそ、愚痴も出るし、患者への一定の偏見と不満も出てしまう。

「宮内さんねえ。確かに看護師さんみんなに負担をかけてるのはわかってる。彼なりにいろいろと気を遣っているようなところも感じるんだけど」と宮内がいないところで、フォローになってないフォローをする。

「ドクターは診察してすぐ終わりかもしれないけど、私たち看護師やヘルパーさんたちは1時間くらいあの空間にいるんですよ。汚い部屋には他の患者さんで私たちも慣れているけど、あの暴言とか態度、正直かなりストレスです。院長から特別手当を出して欲しいくらいですよ」と濱本は厳しい口調で話をする。そうは言いながらもプロ意識の高さと根っからの優しさで、結局はなんの手を抜くこともなく対応することはよくわかっている。

「私たち随行看護師よりも、訪問看護のメンバーはずっと大変だと思いますよ。訪問した時に残っている薬の確認をしようとするだけで、うるせえ!って言われて拳を振り上げられたり、唾を吐きかけてこようとしたり。病気のことでイライラするのはわかってるんですけど、なんだかねえ」と話す武田は、現場でも医師が気づかない患者の感情へのサポートや残薬の管理、患者に必要な物品管理なども責任を持って対応してくれる。随行看護師として非常に優秀であり、他の看護師への指導もいつも的確だ。そして、いろんな医師の患者に随行するため、診療所で一番患者の情報を幅広く持っているのも、彼女たち随行看護師なのである。

「そうだねえ……なかなか言うことを聞いてくれないのは事実だよね。腹水もいつも溜まるけど、水分を控えてくれないし。お酒もまだ、結構飲んじゃってる。部屋はヘルパーさんには掃除してもらってるけど。ベッドはいつもおしっこだらけだし……」と話をする。

「誰か身近な人がいてくれたらいいんですけど。家族が誰もいない。でも、あのキャラクターを近くで支えるのも、ちょっと普通じゃできないですね」というやや荒い口調が続く武田。

「私たちももちろん仕事だからしっかりしますけど。もうちょっと可愛いところでもあればねえ。私はいろんな人を見てきたからそんなに驚かないけど、若い看護師にはあそこへの対応はなかなかハードルが高い」と濱本は怒っているというよりは呆れた表情で話をしている。

在宅診療では、医師以上に看護師の役割が極めて重要である。家族がいる家で家族に病状の説明をしているときに、患者に寄り添ってフォローをすることも多い。独居の家では、医師よりもずっと生活そのものや感情の深い部分に関わることも多く、「家族」のような役割として患者から大きな信頼を受ける。多くの独居患者にとって、看護師が訪問することは楽しみなのである。

ただ、今回の宮内は医師や看護師の訪問に対してかなり下品な暴言を吐いたり、日頃の診察や看護に対してそもそも拒否的ですらあるので、看護師としても忸怩たる思いがあるのである。愚痴めいた言葉が出るのは、本当はもっと関わってあげたいという感情の裏返しでもある。

「どうせがんなんだろ?」

宮内賢治は2週間前から当院の在宅診療でサポートをしており、訪問看護もしろひげ在宅診療所で対応することになった。肝細胞癌末期の63歳であり、都営アパートの一室で一人暮らしをしている。本人が言うには身寄りなどはなく、緊急時に連絡するところも特にないということである。

今回は、江戸川区生活保護部局のケースワーカーから訪問診療の依頼があった。数ヶ月前に近くの居酒屋で飲みつぶれて倒れたときに、お腹をずっと痛がっていたので店主が救急車を呼んで緊急入院になったとのこと。その時に、精査により肝細胞がんが発見され、腹膜への転移もかなりあるとのことだった。そのときに腹膜炎になっていて、急性の激しい痛みが出ていたとのことである。もともとお酒の過量飲酒により肝硬変があったようで、腹水もかなり溜まっていたとのこと。

病院では症状に対する治療の必要性は説明したものの、「早く退院させろ、なんでこんなところにいるんだ」「とにかく酒を飲ませろ」と大騒ぎになり、現在の病状に対する細かい説明や予後について、手術や化学療法の可能性などについても十分伝えることができないままに退院の手続きになったとのことだった。これまでは自分自身で動けていたので、ケアマネジャーやヘルパーなどもついておらず、担当していた区のケースワーカーが間に入って当院への依頼となったのだ。介護保険のサービスもこれから申請しなくてはならないとのことだった。

退院をしてきた初日に初めて自宅に伺った時は、部屋にはゴミやエロ本、食べかけの食事が所狭しとあふれていた。尿や便の匂いも強く、テレビが置いてある棚や机の角にも便がついていた。ベッドのシーツはびしょびしょで尿がこぼれていた跡があり、その横に黄色い塊が前面にこびり付いた尿瓶があった。

部屋に入る前にその状態を確認した随行の武田看護師が車に戻って、使い捨てのスリッパを取りに行った。ケースワーカーからは「土足で入ってもいいですけど」とは言われたものの、一応靴は脱いでスリッパで入ることにした。結果として１００円ショップのスリッパでは対応できない水分に、靴下はニオイの強い尿でびしょびしょになってしまった。

「初めまして。しろひげ在宅診療所でお医者さんをしている山中です。これからどうかよろしくお願いします」と通常の挨拶をさせてもらうと、宮内は尿と便がこびり付いているベッドの上にあぐらをかいたまま、目も合わせずに、「うるせえなあ。別に誰も来なくてもいいんだよ。俺は俺で勝手にするからさ、俺みたいなやつはいつ死んでもいいんだよ。はいはい。もう帰ってくれ」と荒っぽい言葉を吐き捨てる。

同行した武田看護師がベッドサイドに躊躇なく近づいていく。

「血圧だけでも測らせてもらえませんか。体の具合だけ確認させてもらいたいんですけど」と穏やかな口調で話すと、宮内は少し興奮した口調で話す。

「もう、本当に帰ってくれていいから。俺はどうせがんなんだろ。お前らに治せるの？　治せないんだろ。病院でもいろいろと言ってきたけど、なんか全部面倒くさいんだよね。もういいよ、とにかく帰ってくれ！」と訪問した初日においては、取り付くしまもなく追い出された。

部屋の外に出た後で、ケースワーカーと当院の相談員の北浦、私と武田看護師で今後の宮内に対しての戦略会議を行った。独居の方で身寄りがない、でも本人が診察に協力的でない場合の介護体制の構築は、かなり大変である。今はぎりぎり自分で動ける状態だが、がんの進行状態を考えると早晩ベッドで寝たきりの生活になることは想定できる。

患者にとって、医師や看護師、ヘルパーなどが自分の家に来ることは、必ずしも「ありがたいこと」ではない。広い豪邸でなくとも、汚れきった狭いアパートであったとしても本人にとっては自分の大事な「居場所」であって、そこに他人がズケズケと無神経に入ってくるのを好まないというのは、当然なのかもしれない。そのような感情に対しては、医療や介護に従事する人間は当たり前のように「やってあげる」という傲慢さを捨て、常に謙虚に関わらなくてはならない。

血圧も測らせてもらえず、聴診器も当てさせてもらえなかったが、顔と手足を見るだけで黄疸はかなり強く、お腹は腹水でパンパンに張っていることがわかった。動いた時や話した後は、息苦しそうなそぶりも見せていた。

「ここに来る前に病院から情報をいただいていたので、今日は腹水を抜くセットも持ってきていたんですけど。ちょっと薬を調整するとか、腹水を抜いてあげたりするだけで宮内さん楽になりそうなんですけどね」と話すと、ケースワーカーも続けて事情の説明をしてくれる。

「今回、私たちに引き継いでくれた病院の看護師さんも申し訳なさそうにしていました。退院前に腹水だけでも抜きたかったようなのですが、殺す気かって大騒ぎになったようで……体から水を抜く薬も全然飲んでくれなかったみたいで。在宅の先生にこんなままで任せるのが心苦しいと言ってました」

しろひげ在宅診療所には、行政からの依頼もかなり多い。病院を追い出されたり、他の診療所で受け入れてもらえなかったり、そんな患者でもしろひげさんなら受け入れてくれるだろう、というイメージもあるようだ。今回のように初回訪問で患者からにべもなく追い出されるケースは決して多くはないが、年に数件は間違いなくある。そのまま「二度とくるな」で終わる場合もあるが、実際に医療や介護が必要な現実があるということは間違いなく、なんとかみんなでサポートをしていける体制を作っていくことがこのような患者ほど必要なのである。

この後、相談員の北浦とケースワーカーがなんとか宮内と最低限の話はできたようだった。日々の生活をサポートするヘルパーと週に数回の訪問看護の導入はなんとか理解してもらったそうだ。

「しろひげさんの訪問看護に入ってもらえるとありがたいんですけど」というケースワーカーの依頼を聞きながら、まあ、濱本はいい顔しないだろうな、でもうちの看護師しか受けないだろうな、などと考えていた。

私たちの医療法人は、診療所だけではなく、訪問看護ステーションやヘルパー事業所も併設している。全体の在宅診療患者の1割ぐらいが内部の事業所との連携になる。逆に言えば、ほとんどの患者は江戸川区内の他の事業所との連携を行っている。ただ、今回のように極度の対応困難事例やがん末期など重症度の高い患者だと、内部で連携した方が情報の共有もしやすく、患者へのサービスの質もあがる。そして、いろんなトラブルが明白に想定される困難事例は他の事業所から断られてしまうケースも多く、敢えて悪い言葉でいえば「面倒な患者」においてはしろひげでの医療介護の全面的なサポートをせざるをえないのである。

女性、酒、ギャンブル

そんな経過の後に、土下座をするような態度で濱本看護師に訪問看護の導入依頼をした。彼女たちに数回訪問に行ってもらった後の顛末が、冒頭の濱本の「愚痴」につながっているのである。

「家に、カップラーメンとか菓子パンとかばかりあったから、タンパク質をもっと摂ったほうがいいですよ。何かおかずとか買ってきましょうか、ってこの前宮内さんに聞いたんですよ」と濱本が話をする。もともと食事の管理や買い物などは看護師の仕事ではないが、彼女たちはヘルパーで十分にサポートできないところは訪問看護の時間外でも関わってあげることが多い。経営者側からすると、困った人たちなのだが。

「そうだよね。腹水が溜まって、大事なタンパク質が不足しているだろうから、食事もちょっとうまく取れるといいんだけどね……でも、全く聞いてくれなかった、って話かな」と半分笑いながら濱本の話に対応する。

「院長！　笑い話じゃないんですよ。こっちも宮内さんの体のことを思って話してるんですけど、『そんな金あるはずねえだろ』って腕を振りかざしてブチ切れられて。カップラーメンや菓子パンが一番安くて満足するんですって。まあ、わかるんですけどね。でもね、お金がないと言いながら、この前訪問した時には外国の裸の女性があの部屋にいたんですよ。聞いたら、『風俗頼んだらダメなのか?』って開き直られちゃって。エロ本とかも新しいのが増えてる気がするし」

と濱本から新たな事実も判明する。

「あの部屋、ヘルパーさんとかに頼んでもうちょっと綺麗にできないかな。そうね、風俗の人が来るのは、止めることはできないけどさ。あの部屋に来る女性もなかなか大変な仕事だと思うけど。焼酎のパックとか缶酎ハイとかたくさん転がって。お酒もやめられないんだろうね。床に競艇のはずれ券も散らかっていたけど、あんなに辛そうなのに、自分で競艇場とかには行っているっぽいね」

「ヘルパーさんも私たちも部屋を綺麗にしようと思って、声をかけるんですよ。でも、これは捨てちゃダメとか触るなとかで、また怒り出されるんです。どう見てもゴミだったり、賞味期限が過ぎた食べ物も、捨てさせてくれないんです。お金がないとか言いながら、女性、お酒、ギャンブルって、やってることのタチの悪さは院長とあんまり変わらないじゃないですか」と濱本はどさくさに紛れて私までディスっている。

「あれだけ腹水が溜まって、がんも進行しているけど、頑張って動いちゃえるんだよね。彼にとっては、そのタチの悪くみえることが今の数少ない楽しみであり、幸せなのかもしれないよ。個人的にはなんかわかるところもあるし」と私が言う。

「院長にはわかっても私たちにはわかりませんよ！　とはいえ、毎日が寂しいんだろうし、病気のことも実際にはかなり不安なのかなっていうのは、ちょっと理解できるところはあるんですけど。ああいう性格だからもともと人との距離感が難しいのか、病気になってああいう性格になったのか」。濱本はブツブツ言いながらも基本的には優しい。

病状の安定のためには、部屋の衛生状態や食事の管理は非常に重要なことである。外来通院の患者と比べて、訪問診療で対応する場合には、病気の治療や緩和のために必要な生活状態とその改善状況が明確にわかる。だからこそ、それを簡単に変えることができないもどかしさもあるのである。

今回の場合も、がん末期で免疫力が落ちているなかで、糞尿まみれの部屋が命に関わる感染症を惹起してしまう可能性がある。また、アルコールや水分のとりすぎ、食生活の不安定さが腹水を悪化させ、肝機能や心臓への負担感を増し、本人の苦しさも高めてしまうことになる。それがわかっていてもどうしようもできない、医療者側の葛藤となるのである。

「明日、定期訪問が入っているから宮内さんとちょっとゆっくり話してみるよ。あんまりゆっくりいたい部屋ではないけどさ」と話をし、濱本も渋々納得したようだった。

「必ず」「絶対」「大丈夫」という言葉

宮内の自宅を訪問するのは、初診を含めてこれで3回目である。退院した時に病院から利尿剤や痛み止めなど3週間分の薬が出ていた。計算通りならそろそろ薬もなくなるのだが、きっちりと服薬されていないのは明らかであり、薬が残っていることは訪問看護からも報告を受けていた。

これまでだと、訪問したことそのものに罵声を浴びせるような抵抗をしていたのだが、この日はベッド上で少し息苦しそうにしながら、いつもの反抗するような活気も低下しているようだ。薬のことを聞こうとすると、宮内は寝ころがったまま顔だけ少しこちらを向けた。

「うるせえなあ。飲みたくないんだよ、めんどくさいんだよ。どうせ薬飲んでも治らないんだから、飲んでも意味がないだろ」とまた顔を背けて話すのだが、その動きすら億劫そうにしている。これまでの訪問時より、声のトーンは明らかに低い。

「宮内さん、薬、ちょっと飲んでみませんか。飲んだら必ず楽になりますから」と私がすすめる。

「お前、必ずって言ったよな。本当だな。医者が必ず、とか絶対とか言っていいのか。そんなの言えないだろ。これまでも薬飲んだら副作用とかで逆に苦しくなったりしたからな」とベッド上でこちらに向くことはなく、勢いはない口調で宮内が反論する。

「必ず楽になります。ならなかったら、私がお医者さん辞めてもいいですよ。責任取るから一度飲んでみてくださいよ」と言い切ると、そんな返事が来ると思っていなかったからか、逆にちょっと困った表情になった宮内は、少しの間言葉を失っていた。その間に、同行した看護師の武田が言葉をつなぐ。

「この先生ね、ちょっと変わった先生で言葉も性格も雑なんだけど、腕は結構いいのよ、こう見えて。薬もね、いつもいい感じで調整してるの、私もいつもみてるから。一度飲んでみたらどうかな。効かなかったらお医者さん辞めるって言ってるし。なんだったらやめさせちゃいましょう」と武田は少しおどけたトーンで話をした。宮内はやはり息苦しそうで、全身のだるさも雰囲気からあふれている。

「病院で飲んでた薬、全然効かなかったぞ。逆に飲んだら吐き気がしたり、それを医者や看護師に言っても無理やり続けて飲まされたり、薬にいい思いがないんだよ」と宮内は話す。

宮内が言うように、医療に必ずや絶対はない。「大丈夫」なんて言葉も、絶対大丈夫なことが世の中にあるはずはない。でも、私は「絶対」「必ず」「大丈夫」という言葉を頻繁に使う。そこではその言葉が、その人にとって一番大事な言葉だという確信があるからである。その後の結果によって、怒られたり医者を辞めさせられたりするのは結果論であって、今ベストなことをしてあげたい、そうしてあげるべきだというのが在宅診療でのあり方だと、自信をもって思っている。

「一回はお前のこと信じてやる」

「病院では抗生剤と痛み止めを飲んでたんですよね。向こうの先生からも聞いてますよ。副作用で下痢が続いて、食事もほとんど食べられなくなった。ちょっと薬が合わなかったんでしょう。その一番辛かったときに、がんの話とかその治療の話とか聞かされて混乱するのは当然ですね。これから、飲んでもらう薬はちゃんと説明しながら出しますし、その薬が合わないなあと思ったら、休みの日でも深夜でもいいから僕の携帯に電話くれたらいいから」と話をする。

宮内は体を起こそうとはしないが、やっと首だけはこちらに向けてくれた。

「お前も胡散臭い顔をしてるよな。俺が言えた義理じゃないけどさ。それでも、病院の機械のような説明をする医者よりはマシかもな。信用したわけじゃないけど、とりあえず薬は飲んでやる」と、宮内はやはり息苦しそうにゆっくりと途切れ途切れの口調だが、初めてしっかりと目をみて話をしてきた。

話をしている間に武田がその辺においてあったかなり汚れていたコップを台所に洗いに行って

いた。床に置いてあるペットボトルの水を洗ったコップに入れて宮内に渡す。宮内も素直にそのコップを受け取って、武田に体を支えられながら少し体を起こして水を飲む。

「ふう。自分でペットボトルからコップに水を入れるだけでも大変になるなんてな。俺もこんな性格だから人に頼るのは好きじゃないし、どう接していいかわからない。対応するのも疲れるしな。でも、まあありがとうよ」とちょっと気恥ずかしそうに武田に彼なりのお礼を言う。

「宮内さん、部屋もちょっと片付けた方がいいんじゃないの。大事そうなものはちゃんと確認してから捨てるようにするから」と少し打ち解けそうになった雰囲気をみて武田がやや攻め入った話を敢えてする。

「体がだるいと、いろんな人にいろんなことを言われるのが、それだけで鬱陶しいですよね。でもね、部屋が綺麗になると、それだけで気持ちも変わるし、みんな宮内さんに精一杯関わりたい、何かしたいという思いはあるんですよ」と私からも続けて伝える。

「苦しいのは苦しいんだ。あんたから言われた薬は今日から飲むようにする」。宮内は息を切らしながら、短い一言ではあったが、こちらをグッと見つめて話をしてくれた。

「宮内さん、喉が乾くかもしれないけど、水分もなるべく減らしてください。飲んだらその分息も苦しくなりますよ。お腹の水は、何処かから降ってくるものではなくて、宮内さんが飲んだものからだけで膨らんじゃうんです。飲めば飲むだけ苦しくなっちゃいます」と聞く耳を持ってくれているタイミングで私の方からもう一つ伝えたいことを伝えた。宮内のお腹は腹水でパンパンに張っていた。病院でもその管理に苦労していた。腹水を針で抜いたり、薬で減らしてあげることはできるが、それ以前に「水分制限」をしっかりとすることは何より大切である。飲んでいるもの以上にはお腹には水はたまらない。その当たり前のことを、なかなか医師が説明しきれていないことも多いのである。

「酎ハイの缶とかコーラのペットボトルとか、もうどれだけ飲んでるのか、宮内さんもわかんないでしょ。自分の家だから、あんまりダメとか言われたくないのはわかるんだ。でも、飲めば飲んだだけ苦しくなる、息も苦しいだろうし、体もだるくなる。それだけは私たち伝えたいの」と看護師の武田も話を補足してくれる。

お酒もぜったいダメとか、水分も500ミリまでとかあまり厳しく伝えたとしても、それはそれでその人生は苦しいし辛くなる。だから「絶対ダメ」ではなく、こういう行動が苦しくなるよ、ということだけは伝えてあげることと、一定のルールだけは患者さんの思いも尊重した上で作ってあげることが大事である。

「ここにある、ペットボトル600ミリぐらいだったら飲んでも大丈夫。あと、どうしても飲みたかったら、少し水分を減らしてその分ちょっとならお酒も飲んでもいいよ。簡単にはやめられないよね」という医師としての私の助言は、かなり甘いとは思う。でも、まずは守れるところから守ってもらう、その習慣づけができればありがたい。厳しく言うことで、ここで信頼関係が崩れることも望ましくない。

「あとは、薬だけ飲んでほしい。今回は、体のだるさをとるステロイドという薬と、お腹の水を抜く薬を出しておくね。それ以外のこれまで出されていた薬はもう飲まなくていい。一日一回だけ朝に薬を飲んでほしい。今日はすぐに薬局から届けてもらうから届いたらすぐに飲んで。あとは、苦しさをとる頓服の薬も出しておく。それは、一日に何回飲んでもいいから。今日はそれだけ」と続けて今日知らせたいことの全てをなるべく簡潔に伝えた。

「わかった。一回はお前のこと信じてやる。ちょっと疲れたからもう今日は寝ていいか」と宮内は言い捨ててこちらに背中を向ける。ちょっと動くだけで尿だらけのベッドがグチュっとなり、尿臭もさっきよりも強く感じられるようになる。

宮内の部屋を出てすぐに、武田と二人でマスクを外して大きく深呼吸をする。空気のおいしさが改めて感じられた。

「これまでよりはちょっと心を開いてくれた感じはする。ねえ院長」と武田が話す。

「まあ、これからだけどね。これまで態度や言葉が悪かったのも、おそらく本当に苦しいから、その気持ちのやりどころがなかった。一人でそれを抱え込むストレス、その辛さは相当だと思う。僕たちだけでもできるだけ寄り添ってあげたいけど、まずはあの苦しさはとってあげたいね」

数日後、朝礼後に訪問看護の濱本から宮内についての報告が入る。

「ちょっとだけ可愛さが出てきた気がします。でも、ちょっとだけですよ」と前回の報告の時のあきれた表情とは異なり、少し嬉しそうに話をしてきた。

「薬も院長がこの前に行った日からちゃんと飲んでいる。苦しい時も頓服の麻薬を飲んでくれてるみたいで。まあ楽にはなったよ、と言っていました。相変わらずのスンとした口調でしたけどね」とのこと。話によると、ヘルパーが部屋を片付けるのも徐々に許してくれるようにはなったようだ。

「あとね、院長。あの部屋寒くないですか？　私たちも宮内さんのところに行く時はスリッパも絶対いるけど、寒いから上着も着込みながら体の保清をしてるんです。お医者様はあそこにいる時間が短いからわからないかもしれないけど、私たちやヘルパーさんたち結構大変なんですよ」と嫌味混じりに言われる。

確かに宮内の部屋には暖房器具がなにもなく、12月になったこの季節では介護従事者だけでなく、本人も夜間などはかなり寒いのではと思われる。

「寒くないの？と聞くと、別にって言われるんです。でも、あの汚い布団にくるまって明らかに寒そうにしている時はある。なんとかならないですかね」

「初診の時、僕もちょっと気にはなっていて。エアコンも暖房器具もないから区の相談員さんにその話はしてたんだけど、あれから話は進んでないのかな。あの時より気候も明らかに寒くなっている。これからはちょっときついね、宮内さんも濱本さんたちも」

「いや、本当に。私の方から一度区役所に確認してみます。エアコンが入るかどうかはともかく、ファンヒーターぐらい欲しいですよね」と濱本が連絡してくれることになった。

「今日の夜にでも凍えちゃうと思うと辛いからさ。今からすぐに区の方に連絡してくれる？また、どうなったか教えてよ」と彼女にさっと任せる。私たちも彼女たちも日々の訪問があるので、その合間に患者環境の手続をすることの手間は大きい。生活環境の改善は医療や看護そのものより重要なことも少なくない。そんな時、私からの雑な依頼も彼女たちは嫌がることなく、その手間暇を惜しまず対応してくれる。


その日の1時ごろ、午前の訪問が一段落して昼休憩に入ったところで濱本から電話が入った。

「いんちょ〜、ダメだって。ダメでした」という一声。

「どうした。区の方には電話してくれたんでしょ？」なんとなく先の話は想定できていたものの、あえて聞いてみた。

「ケースワーカーさんが言うには、宮内さんには暖房器具を買うように何度も言っているそうです。それでも本人がどうしてもいらないって。確かに私たちにもそんなことは何度も言ってます。で、私たちの方から区の方でエアコンを早急に取り付けたりできないですか、今日明日の命にも関わると、そこまでは言ったんですけど。保護費が既に出てるからその範囲でしかダメですって」という話になる。

私もため息をつきながら、「毎年、こんな話をしてるよね」と正直、想定内の話ではあったが、それでもやっぱりがっかりする。

生活保護の患者には医療券が発行され、医療費そのものは無料となる。そして、毎月生活のための一定の保護費が払われる。行政からすると、エアコンやファンヒーターなど生活に必要なものはその中から払うべきでしょ、ということになる。私も行政にいたためその理屈は十分すぎるぐらいよくわかる。それでも命に直結する案件でもあるので、毎年行政のその理屈に対してはしっかり戦わせていただく。

「一度、自分の方からも連絡してみるね。ええっと、担当者の人の名前なんだっけ」

行政とのかけひき

同行していたドライバーと看護師とともに昼休憩に入ったサイゼリヤで、私だけ寒空の中、店の外に出て濱本から聞いた担当者に電話をしてみた。既に1時を過ぎていたので、ケースワーカーの休憩は終わっていたようですぐに電話に出てくれた。

「しろひげ先生……わざわざ連絡してもらってすいません。でも、先ほど看護師さんに伝えたとおりなんです」。担当者は決して冷たい口調ではなく、言葉の端々から本当に申し訳ないという気持ちが伝わってくる。

「私たちも行政側の立場はわかるんですけど、最近の寒さは宮内さんにはかなり辛いかと思って。いつもくるまっている布団も決してあったかそうではないし、あの部屋で凍死とかすると区の方々も寝覚め悪くないですか？　病気の状態も重いけど、それ以前に寒さで死んじゃいかねないですよ」と、脅すつもりではないが、少し強い口調でなんとなく脅しているような言い方になっている。

「いや、本当にわかってはいるんです。でもどうしようもなくて。保護費はちゃんと出していて、その範囲内でやってもらうしかないんです」

「でも、区の方でもあの人が全くお金残ってないことも、あの人が自分で暖房器具を買うとか言わないのもわかってますよね……」と、お互いに既に分かりきっていることを確認のために話しあっている。

「先生、わかってるんですよ。でも、私たちもできることしかできない。もうそう言わせてもらうしかないんです」。

「私たちの方から「命に関わるからすぐに暖房器具が必要」っていう文章を区の方に出してもダメですかね」という提案をする。以前にそのようなアプローチをしたら、区に余っていた電気ストーブを貸してくれたことがあったので一抹の期待をこめた。

「書いてもらうのはいいんですけど、それを上司にあげていろんなことを認めてもらうのに数日から数週間はかかりますよ。全てにおいて私たちは手続きが必要で」と行政職員としては極めて正しい対応をする。これを冷たく感じるかもしれないが、まだこの職員はしっかり誠意を持って対応しようとしてくれているだけいい方であり、同じような案件でもっと話を聞いてもらえない場合もよくある。夏場に熱中症の心配のためエアコン設置の緊急依頼をしたときに、２ヶ月ほどして暑さのピークが終わった後に「設置を認めます」という通知がクリニックに届いたことがある。冗談みたいだが、日々の行政実務とはそんなもんなのである。たまに出会える、ルールより現場を重視する柔軟な対応をしてもらえる職員の対応の方が奇跡なのである。

過去の経験もあり、区側とこれ以上話しても埒が開かないし、相手方もこちらも労力の無駄になると感じたため今回は引き下がることにした。

濱本に結果を報告する。

「まあ、毎回こんな感じですよね。院長、とりあえず私が自分の家に余ってる毛布を探して、今日にでも持っていきますよ。どこかに電気ストーブとかないかなあ。いろいろと当たってみますか」と、まずはしろひげ在宅診療所や一人の人としてできることをやろうという結果になる。

大掃除

「もう布団も全部変えてやりましたよ！　大変でしたよ。部屋中の何もかもを捨ててやろうかと思ってたけど、当然のように抵抗にあって。それなりには綺麗になりました。まあ、先生は来てくれなかったですけどね。あっ、でもあの古いエアコンは助かりました。あれだけ綺麗にしたのに、本人は最後までブーブー言ってましたけどね」と話すのは濱本である。訪問看護、随行看護師、そしてヘルパーやケアマネが集まって、数時間かけて「おしっこ部屋」の大掃除をしたのだ。しろひげ在宅診療所を引っ越したときに一台余っていたエアコンがあったので、それを持っていき、設置費用だけはどこも出してくれないので診療所で出した。

「具合の方はどう？ 薬を飲み始めたら、腹水は結構抜けたでしょ」と病状について確認する。

「全然変わりましたよ。足のむくみも腹水もシュッとしてきました。先生に言われてから、少しはお酒もコーラも飲むのを減らしたみたいです。ヘルパーさんはまだ、缶酎ハイを買ってくるようには頼まれるみたいですけど。体を拭くときに全身を動かしても以前のような息切れはかなり減りましたね。楽になったからか、私たちが行ったときにベッドに自分で座ってくれることも増えました。あと、ちょっと雑談もしてくれるようになりましたよ」。これまで濱本が宮内について話すときは、困ったような曇った表情ばかりだったが、今は話しながら少し嬉しそうにすら見える。

「そうだ！ もう一つ、衝撃ニュースもあるんですよ」と、濱本が思い出したように目を見開いて話を続ける。

「宮内さんに奥さんと子どもがいたんですって！」。そのことに驚くことも大変失礼だと思うが、確かに身寄りが全くないと聞いていたので、これまでずっと独身だったとこちらも思い込んでいた。

「それって、でも昔の話でしょ？」と聞くと、

「いや、最近も別れた奥さんとか子どもが時々あの部屋に来てたらしいんです。あの部屋にですよ！　病院にいるときはお見舞いとかにも来てたんですって」。濱本が話したことは、ケアマネやケースワーカーも知らなかったということだった。法律的な関係ではない、「元パートナー」が同棲していたり、近くに住んで世話をしているということは在宅診療をしていると決して珍しいことではない。

「家族いたんだね……でも、なんかホッとした。そりゃそうだよね、宮内さんも生まれてからずっと一人なわけじゃないもんね。当たり前のことだけど、なんだかその話聞いてホッとしたよ」

「それもね、結構宮内さんがそれを嬉しそうに話すんですよ。俺がこんなになっても来てくれるんだ……ってしみじみと。こっちもちょっとほろっときちゃいましたよ」と濱本が少し感慨深そうに話をする。

次に宮内のところを訪問すると、びっくりするくらい部屋が綺麗になっていた。介護職種の対応には本当に頭が下がる。動きが不自由な宮内の状態を考え、ベッドそのものも介護ベッドに代わっていた。尿と便でドロドロだった薄い布団は濱本が持ってきた毛布と厚手の布団に代わっていた、まあ既に少し汚れてはいたが。これまでの染み付いた部屋そのものの独特の臭いが完全に

消えたわけではないが、以前と比べると私たちの呼吸も楽にできるようになった。

「お前が出してくれた薬、飲むとかなり楽になったよ。お前じゃないよな、先生だな。楽にしてくれたから先生って言ってやるよ」と宮内は少し笑いながら自分で新しいベッドから体を起こした。

話を聞くと、前回訪問日に出したステロイドの錠剤を飲んでから数時間でだるさが楽になって少し食欲も出たとのこと。それから息苦しいときに麻薬の頓服も飲むと10分ぐらいで楽になるとのことで、1日4、5回使うようになったということだった。

「薬って効かないと飲みたくなくなりますよね。これまでの薬とは相性が悪かったんだと思います。宮内さん、いい顔になりましたよ。部屋もいい部屋になりましたし」と私の方から少し嫌味も込めて話をする。

「俺はもともといい顔だったと思ってたんだけどな。病院でもみんな冷たかったし。家に帰ってきて話すのも辛いときに、いろんな奴がくるのがもう辛かったんだ。今思うとみんなよくこんな汚い部屋に来てくれて、よくやってくれたって思うよ。まあ、俺がまた汚くするだろうけどさ。トイレもさ、行きたいけど途中で転んで漏らしたり、尿瓶を使っても手がうまく動かなくてベッドにこぼしちゃったり。掃除も自分でできないから、ずっとイライラしてたんだよ。お前らにも当たって悪かったな」と、この日はこれまでになく殊勝な態度でこちらに接してくる。

がん末期の患者でなくとも、体の状態が悪いと心も落ち着かなくなる。普通に体調が保てていいれば持てた優しさを発揮する余裕もなくなってしまうのだ。重い病気を持ち、それを身体的にも精神的にも支える家族がいない患者、ギリギリの追い込まれたような環境にいる方々と私たちは常に関わっている。いろんな感情の葛藤や苦しさの全てを理解することはできないが、そのような感情への寛容性は常に持っていなくてはいけない。

気付かなかった普通の幸せ

「外は暖かいのか。ずっと部屋にいると季節もわからないな。俺の世界はこのベッドの上だけ。それでもな、この前、俺の昔の連れ合いと娘が桜の枝を持ってきてくれたんだ。なんだかありがたかったよ。ひどいことしてきたんだけど。うん、ありがたいよ」

部屋をそれなりに綺麗に整えてから２ヶ月ほどが経った。２ヶ月前に、薬をちゃんと飲むようになってから腹水もたまらなくなり、痛みの訴えは減ってきた。ベッド上での起き上がりもスムーズになり、食事も以前よりは取れるようになってきた。部屋の環境が落ち着いたからか、宮内の機嫌がよくなったからか、または私たちにはわからない家族の問題の解決が何かあったのか、別れた妻と娘が部屋に頻繁に来るようになったようだ。以前に風俗嬢とは何度か会っていた私たちは、その家族とは一度も会ったことはなかった。

痛みや苦しみは薬の服用によって抑えられてはきたのだが、やはりがんの終末期らしい変化は少しずつ表れてきた。薬の効果によって動けるようになっていた体も徐々にその動きが緩慢になってくる。食欲も一時は改善していたが少しずつ落ちてきた。これまでは過剰に飲みすぎていた水分を無理に制限しなくても、次第に飲みずらそうになってきた。これまで「緩和」に使っていた麻薬やステロイドの量はその症状に合わせてこの2ヶ月の間で徐々に増やしてきていた。「緩和」の薬はその副作用を恐れるのではなく、しっかりと症状に合わせた増量をすることでその人の「人間らしさ」を保つことにつながる。残された時間をより有意義に過ごしてもらう上では非常に大事なことである。

それでも、過ぎていく時間は残酷であり、必ず病気は進行する、人の加齢は進行する。それは人類の歴史で誰も止めることができない普遍的なことなのである。

「素敵ですね。私も今年は花見に行く余裕がなくて、車の移動中に窓越しに桜を見るぐらいだけど、部屋に桜があるなんて贅沢なことじゃないですか。奥さん優しいですね」とこの日、医師の随行をしていた武田が話をする。

「そうなんだよ。昔からあいつは優しかったんだよ。でも、俺がこんなんだったからさ。ずっとこんなんだったんだよ、どうしようもないだろう。迷惑をかけ続けていたんだ。それが、こんな最後の時間に俺の世話してくれるのがあいつになるとはな。娘にもいつも声かけてくれていてさ」。そのように話すと少し息苦しそうになり、その場で机の上にあったオプソという麻薬を自分で吸い込んだ。武田がその服薬を手伝い、ストローのついた水の入ったペットボトルを宮内に渡す。少し横になって休んでもらい、10分ぐらいすると、呼吸も落ち着いてくる。

「この薬を飲むとやっぱり落ち着くな。助かってるよ。こんな状態でも妻と会える。娘と会える。桜が見られる。こんな普通のことに、こんな普通の幸せに昔は気づかなかったんだよな」と宮内は横になったまましみじみとした表情を見せる。

「人は会いたくない人のところには絶対に来ませんよ。宮内さんは会いたいと思わせる思い出をちゃんと奥さんや娘さんに作ってきていたんですよ。だから、お二人もきっと今、宮内さんと過ごせていることに幸せを感じていると思います。だから、まだまだ弱音を吐かずに頑張らないとですね」と私が伝えると、宮内はベッドに顔をうずめながら声を殺して泣きじゃくっていた。

決して「独り」ではなかった

その日の帰りがけにアパートから少し歩いて診療車が停めてあるところに向かう途中で、コンビニの袋を持った50代半ばぐらいの女性から声をかけられた。

「あの……しろひげ先生ですか？」。その雰囲気を見て、なんとなく宮内の元妻なんだろうな、となぜか気付かされた。当然だが確認させていただく。

「初めまして。あの、宮内さんの……ですよね。聞いています」とまずは簡単に挨拶をさせてもらう。

「今、お忙しいですよね。一度先生に宮内のことについては話を聞きたくて」

「奥さん、今は奥さんじゃないのかな。私たちも一度ご家族に話はしたかったんです。もともと宮内さんからは誰も身寄りがいないって聞いていたので、病気のことについてもなかなか周りの方に伝える機会はなくて。今日も奥さんのことはとても感謝されてましたよ。さっきまでそんな話をしていたら、気持ちが込み上がって涙も流してました。それはすべて奥さんと娘さんへのこれまでため込んだ思いなんだと感じましたよ」と伝える。

元妻は少し笑いながら、「あの人が人前で泣くなんてね。頑固でわがままで、本当に勝手な人で、ずっと自由気ままな人でした」と話すと、その後ろで武田が「院長と一緒じゃん」と余計な一言をぼそっと話している。

「でも、病気のこともあって気弱になってるんでしょう。強がって私たちにも他人にもきつい口調になることが多かったんですけど、もともとどこか弱いところはありましたからね。しろひげ診療所の皆さんには心開いているところもあるんじゃないですかね」と元妻が話す。

「病気のこと、ちょっと話していいですか」と私の方で話を切り替える。

「逆に先生の方は次の診療とか大丈夫ですか?」と元妻は重そうにたくさん買い込んだコンビニ袋を持ち直しながら聞いてくる。

「私たちは時間は大丈夫ですよ。ご家族に病気のことについてちゃんと話をするのも大事な診療の一つですから。じゃあ、ちょっとそこの公園に移動して話をしましょうか」とアパートの前にある小さな公園の奥にある木のベンチに武田ともども移動することにした。公園の散り始めている桜の花が地面にたくさん落ちていた。

「もうあの人は長くないんでしょ」。コンビニの袋をベンチに置いてその横に座るや否や元妻は直球の質問をしてきた。

こちらもコンビニの袋を間に挟んで隣に座り、特に表情を崩すことなく、しっかりと元妻の目を見ながら話をすることとした。

「正直、１ヶ月は厳しいと思います」。まずは結論からゆっくりとした口調で伝えた。話を続ける。

「今は悪いなりに落ち着いている状態で、痛みも薬を服用することで落ち着けることができますが、これからは一日単位で、できていたことが徐々にできなくなっていくと思います。動けた体が動けなくなる。前日まで食べられたものが食べられなくなる。奥さんや娘さんと話ができていたのができなくなる。そのような変化があるのは今からいつあってもおかしくない状態です」

「はい。わかってはいました。数ヶ月前に久しぶりにあの人から電話をしてきて。そのときは昔と同じで乱暴で口調も荒っぽくて。でも、あの人からわざわざ電話をしてくるってよっぽどなのかなと思って娘も連れていったんです。最初はあの部屋もすごい状態で、娘は二度と行かないと言うと思ったんですけどね」。話しながら指で目の下を拭っている。

元妻はさらに話を続ける。

「電話をしてきたくせに、部屋に行くと「お前らと別に会いたくないんだ。何しに来たんだ」、ですって。でも、私も娘も似たもの同士なんですかね、その姿をみてなんだか可哀想になっちゃって。これまでずっと酷い目にしかあってないはずなんですけどね」と話しながら少し笑顔も出てくる。

「娘さんは病気のことはどこまでわかってるんですか」

「あの姿を見れば、娘も大体のことには気づいていると思います。だから、あんな部屋でもあの人に会いに行ってくれてるんでしょう。去年、大学を卒業して仕事も一年目で忙しそうなんですけど、仕事が終わってから食べ物とか飲み物を持っていってるみたいなんです、私とは違う時間に、わざわざね」。このような話を聞くとなかなかどうして、宮内は決して「独り」ではなかったようだ。

「がんの終末期だからというわけではなくて、誰もがいつかは最期を迎えます。宮内さんは他の人より少し早いかもしれませんけど、最近は診察でも昔の奥さんや娘さんとの話をするんですよ。娘さんが生まれたばかりのこととか」と伝える。

「子どもが産まれても、無責任に仕事を何度もやめるし、ギャンブルもするし、女性にはずっとだらしないし。でも、ときどき娘をお風呂に入れてくれて。その時のバカみたいに嬉しそうな表情とかをみるだけで、なんだか許しちゃったりしてたんですよ。まあ、結局はいろいろ積み重なって我慢できずに二人で逃げたんですけど」と笑いながら話をする。確かに、宮内の尖った口調のあとの、どこか申し訳なさそうに笑う表情からは、なぜか許してしまうのはわかる気がする。

「これから自分でできることは少しずつ減っていくと思います。奥さんや娘さんが何かをしなきゃ、ではなく、介護的なことはヘルパーさんや訪問看護がちゃんと支えながら、病院と同じような医療を家でサポートしていくつもりです。夜間も必要なら定期巡回のヘルパーさんを入れることもできますよ」と伝える。

「私はあの人とできるだけ一緒の時間を過ごしてあげようかな、と思います。あれだけ苦労させられたんだから、もうあと1ヶ月ぐらいですもんね。しろひげ先生、いろいろありがとうございます。これまで面倒な患者だったと思いますが、最後まで見捨てずどうかよろしくお願いします」

本当に宮内さんにこんな素敵な奥さんがいたとは。前世の行いが良かったのか、現世でやはりいいところがあったのだろうか。

最初で最後の家族写真

それから1ヶ月後の朝7時半ごろ、私の携帯に宮内の元妻から連絡が入った。

「今、宮内の家に来たんですけど、冷たくなっています」と落ち着いた声だった。

「すぐに伺うので、最期の時間を大事にしてください」。8時からの朝礼が始まる前に、近くのコンビニでコーヒーを飲んでいた。クリニックにすぐに立ち寄った。早く出勤していたドライバーに運転を代わってもらい、看護師の武田を乗せて宮内のアパートに向かう。

この1ヶ月、宮内はほとんど苦しまなかったし、往診で呼ばれることもほとんどなかった。肝臓への転移があったこともあり、「肝性脳症」という症状が出ており、昼間でもうとうとする時間は増えていた。ただ、そのことががんによる痛みや苦痛をかえって緩和する効果も生み出していた。頓服の麻薬の量も増えることなく、在宅での酸素投与なども必要なかった。

ときどき、夜間に泊まっていた家族から「なんか苦しそう」と言って呼ばれると、やや呼吸が荒い時があり、安定剤の座薬を挿入することはあったが、それですぐに落ち着いた。がんの終末期としてはとても落ち着いた時期を過ごせていたことは間違いない。少しずつ意識は薄れていき、食事も取れなくなっているなかで、元妻の手を握っての話しかけにはいつも頷くような姿を見せていた。

もともとアパートの呼び鈴は壊れているため、いつものように「失礼します」と直接ドアを開けて部屋に入る。部屋には8時から入る予定だったヘルパーとともに、元妻と初めて会う娘が宮内のそばにいた。

「よろしくお願いします」と声をかける元妻に頭を下げて、宮内の診察を始める。ベッドに仰向けに穏やかな表情で寝ており、服も綺麗に整えられている。亡くなっていることを確信していた家族がおそらく少し身なりを整えたのだと思われる。呼吸の状態、心臓の音、眼球の反射をゆっくりと確認し、二人の家族の方を診てお悔やみの言葉を述べさせてもらう。

「亡くなられたことを確認させていただきました。ご愁傷様です。大切な家族に見守られて宮内さん、幸せだと思いますよ」と伝える。

元妻と娘はこちらに深々と頭を下げた後、宮内の手を二人で握りしめる。元妻は目を瞑りながら頷くようにして、娘の肩に手を置く。

「先生、ありがとうございました」。娘が毅然とした表情で穏やかに御礼を伝えてくれる。「父は本当に幸せだったと思います。こんなできた奥さんと娘に看取られたんだから」と話しながら、父親を見つめる目からスッと涙がこぼれ落ちる。

その後、訪問看護でサポートしてきた濱本が到着した。入ってきて、家族に頭を下げた後、宮内の前にきて手を合わせる。

「一緒に体を綺麗にしてあげましょうか」と、濱本から家族にエンゼルケアの提案をする。濱本が、宮内のお気に入りの服などはあるかと娘に聞く。

「全然知らないんですよね……以前は、父が家庭をほったらかした、そんな気持ちでずっと恨むような気持ちもありましたけど、私も父親のこと何も知ろうとしなかったなって、この数ヶ月ずっと思っていて。最後の最後の時間だけだったけど、ただ一人の父と一緒に過ごせて私も幸せでした。こんな父だけど、やっぱり父でした」と話す。部屋を見回してもちゃんとした服らしい服は見当たらなかった。

「あっ、この背広、懐かしい」と元妻が部屋の奥の方で声を出す。濱本が服を脱がせて綺麗にしているときに、押入れの奥の方を探っていたようだった。

「一度だけ、この子の幼稚園の参観日に顔を出したんですよ。めったに子どもの行事なんて行く人じゃなかったんですけど。なんの気まぐれだったんですかね。もしかしたら、パチンコか競艇で大当たりして機嫌がよかったのかもしれません。なぜか嬉しそうに普段着ないような背広を買ってきて、ネクタイまで締めて。逆に周りのお父さんはもっと普通の服を着てたから、結局子どもが恥ずかしそうだったのを覚えています」と背広を見ながら元妻は懐かしそうに話をする。

「私は全然覚えてないけどね。お父さんがそんな服も持ってたんだね。それもまだ持ってたんだね。うん、じゃあ、これを着せてあげよう。なんか埃だらけだね」と娘はその背広を手に取った。

近づくだけでも少し酸っぱい匂いがする背広。着る機会はなかっただろうが、おそらく、宮内も数少ない家族との思い出として捨てられなかったものだったに違いない。

事務所には今日の定期訪問のスタートが遅れることを連絡して、みんなで宮内のエンゼルケアをゆっくりと行うこととした。

「私はお父さんの体を綺麗にするの初めてだな。他の家の子どもたちは普段からお風呂で背中を流してあげたりしてたのかな」と娘はしみじみと話をする。体をタオルで拭き終わると、服の着替えに入る。

痩せてきたとはいえ、宮内はもともと身長も高く骨格もしっかりとしていた。動かすのは大変で、みんなで体を起こしながら虫食いがあり、色落ちもしているワイシャツと埃が溜まっていた背広を着せてあげた。

「うん、馬子にも衣装、ってまさにこのことだね」と元妻は嬉しそうにして、「一緒に写真も撮ってもいいですか。こんなときに不謹慎ですかね」と質問する。

「いや、宮内さんも喜ばれるんじゃないですか。亡くなった後、お化粧をした後に大家族みんなで撮影会をする家族も少なくないですよ」と伝える。

「私、お父さんと写真撮った記憶がない……最初で最後の記念撮影かも」と、娘がしみじみと話す。

「先生も看護師さんも一緒に入ってくださいよ！」と元妻はお看取りをしたばかりと思えない明るい口調になっている。

タイマーでみんなで撮った写真には、精一杯着飾った宮内の穏やかで幸せそうな表情。そして、みんなの笑顔とともに、1ヶ月前には桜を咲かせていた花瓶に一輪のすずらんが素敵に咲いていた。

面倒くさい患者の気持ちに寄り添うということ

在宅診療をしていると、必ず「面倒くさい患者」に出会うことはある。行政のケースワーカーやケアマネから診療介入の依頼が来るときに、一言目に「本当に申し訳ないのですが」とか「他では全て断られて」などという枕詞とともに紹介を受ける。実際に初診で入ると、間違いなく「面倒くさい」のである。それでも私たちの職業は、その面倒くささを受け止めることも当然の仕事である。その人の過酷な生活環境や周囲と混じりあいずらい性格、または病状管理の大変さによって私たちが依頼を断ることは絶対にない。

そもそも在宅診療は、「病院や診療所に受診できない患者」に対応するのが仕事なのである。だからこそ、重症度が高い患者はもちろん、認知症など精神症状が激しい方も少なくない。患者にとって病院に通院しているときには、なかなかその病状の重さに対応するだけの「精神的なフォロー」を受けられないことが多い。私も以前、病院で外来をしていたが、半日で50人近くの患者を診察しなくてはならない。ゆっくりと話を聞いていると、後ろから看護師に背中を突かれて「他の患者さんも待ってますよ」と怒られる。医師や医療機関側に悪意はないのだが、「外来」というシステムにおいてはその人の病気には向かい合えても、その人の生活背景やその中で抱え込んでいる心の苦しみなどに寄り添う余裕がなかなか持てないこともよく理解はできる。重い病気を抱えながら、病院に行っても医療従事者にもその不安感を十分に受け止めてもらえず、特に独居の患者ならなおさら家で悶々としながら誰にも相談できない心細さが募ってくる。そんな中で、突然家にくる医師や看護師のことを全面的に信頼できないことも当然である。病院で「見捨てられたような気持ち」になった患者が、私たちが介入した当初に心を開いてくれないケースは数多くある。

幸いなことに、在宅診療だと一日の診察数は８〜10件程度であり、一人にかける診療時間をゆっくり取ることができる。また、自宅の環境に接することができるので、その人の生活における課題も感じることができる。自宅にはその人が生きてきた痕跡そのものが残っている。食べているものからエロ本から、昔の家族の写真、大好きなアイドルのポスターなど、「人として生きている」ということを生々しく感じることができるのである。外来でも入院病棟でも、病院ではまず患者の病気への対応から入るため「患者」「病気の人」としての接し方となってしまう。本来は、病気を持って病院に来ていても「一人の人間」であることに変わりはないのだが、医師としての仕事をしながらなかなか「人間」までに踏み込めないのが現実である。

自宅で診察をしたときには、病気のこと、今の苦しさ、これまでの経過についてゆっくり聞くことができる。それとともに、部屋にあるいろんな「人生」についての雑談もさせてもらう。それは単なる雑談ではなくて、今の不安感や精神的な苦しみに繋がっている大きな原点であることもあるし、苦しみを解決できる手がかりになることもある。

「真実」の伝え方

病院でも在宅診療でも「真実」が人を苦しめることが多くある。名探偵コナンは「真実はひとつだけ」と言い切ってしまうが、現実はなかなかそうではない。「病気」における医学的な真実は一つだけなのかもしれないが、その真実がもたらすその人への影響は人それぞれであり、その伝え方次第でその患者の病状への影響や治療選択の判断も変わってしまう。何より、残された人生の満足度に対しては大きな影響が出る。

私は家族に対してはその病状や予後について、かなり細かく具体的に、そして辛い内容についてもはっきりと話すようにしている。ただ、本人に対してはまずは「今生きる」「今幸せに感じてもらう」ためにどのように伝えようかと真剣に考える。全ての真実を本人にも伝えて、後は本人にその真実の使い方を選んでもらう、それこそが医療従事者としての「誠実さ」ではないかと思う人も多いだろう。私はその考えが間違っているとも思わないし、そうする医師を責めるつもりもない。ただ、これまで現場で「真実」の不適切な伝え方がその人の「今の生き方」を不幸せにしている事例もたくさん見てきた。「嘘」を伝える必要はないが、「真実」をすべてしっかりと伝える必要もないと思う。これは、医療だけの話ではなく、人間関係すべてに言えることかもしれない。

余命が数ヶ月、数週間、数日という単位でどれだけ残されているのか、そのときの変化はどのようなものなのか、私たち在宅診療医はかなりの正確さで捉えることができる。その残された人生の時間的猶予と、これから起こりうる変化について、まず家族に受け止めていただく必要がある。そして、私はもし本人に伝えるのであるならば、最も身近にいた「家族の感性や思い」に寄り添って伝えるべきだと思われる。看取りが近づいたからといって、人との面会を制限する必要もなければ、外出もできる限りしてもらったらいい。そして、がんの終末期においては、週単位での病状の変化は大きい。先週までできたことが少しずつできなくなっていく。だからこそ、その変化が起こり続ける「今」を大事にしてほしいと思う。

家族がいる人には私たちもこれからのことについて話をし、残された時間を一緒に考えて幸せな看取りに繋げることができる。では、独居で身寄りがない方にはどうなのだろうか。家族がいないからといって、病状や予後について全ての「真実」を無神経に伝えることはない。だからこそ、私たち医療や介護で関わる全ての人間がその患者の「今」に真摯に寄り添い続けていく必要がある。孤独感やその中での不安感を私たちが「家族」のように受け止めて、できることはなんでもしてあげたい、率直にそのように思う。若いときに病院では医師の先輩方からは「患者に入り込みすぎるなよ」とよく言われた。私は、担当していた患者と結婚すらしてしまったので、病院でも患者にのめり込みすぎていたのだろう。

在宅診療では、患者にとってのアウェイである病院とは異なり、自分の住み慣れた自宅に私たちが入っていくのである。患者の生活や人生にこちらが入り込ませてもらうのである。だからこそ、「最期の時間までの大事な今」をしっかりとともに生きて、少しでも満足した穏やかな表情で人生を終えてほしい。そんな思いで接していくと、最初は医療や介護の介入に大きな抵抗があった患者も次第に受け止めてくれることが多いのである。私たちはあくまで「他人」なのかもしれない。それでも、医療従事者としてたまたま出会った「最期のご縁」を、私たちの行動や言葉で少しでも素敵なものにできると思っている。そのような仕事を日々日々させていただき、いろんな人の人生の一部に携わらせていただけることを幸せにも感じている。

第5章　一人暮らし、体が動かなくなる

薬の副作用で幻覚が増える

「しろひげ先生、四宮雪子さん、大丈夫ですかね。この前、先生に薬を増やしてもらってから幻覚が増えている様子で。いつも介入しているヘルパーさんも心配しているんですよ。昨日も子どもが枕元に見えたって、真顔で言われるから。毎日、何人かの子どもが朝とか夜とかに来るんですって。嬉しそうに私に話してくるんです。あの幻覚、なんとかなりませんかね」

電話で困ったような声で話すのはケアマネジャーの大塚である。

しろひげ在宅診療所の患者の多くは、地域のケアマネジャーから紹介を受ける。四宮雪子も半年ほど前に大塚の所属するケアマネ事務所から、自分では病院に行けなくなったパーキンソン病の患者として紹介を受けていた。大塚とは、前の診療所で働いていたときから長年にわたってい

ろんな患者で関わっている。大塚からは患者の状態に変化があった時には、診療所の緊急電話を通さずに、直接私の携帯に電話がくることが多い。しろひげ在宅診療所では私以外の医師や随行の看護師も、普段から付き合いのあるケアマネジャーや訪問看護とは患者の日々の変化について個人的な電話でやり取りをするのが日常となっている。

「大塚さん、連絡ありがとうございます。私も昨日、四宮雪子さんの診察に行ってきたところなんですよ。2週間前にパーキンソンの薬を増やしてから、どんな感じかなと思っていました。大塚さんの言われる通り、確かに以前にはなかった幻覚とかは出ています。まあ、もともとちょっと本当か嘘かわからないことを言うことはありましたけど。間違いなく、薬の副作用が出てると は思います」

前日に雪子の診察に行った時の状態をまずは簡単に伝える。雪子は都営住宅に一人で暮らしており、これまで結婚歴はなく、身近に生活を支える親戚や友人などもいないとのことだった。現在、74歳で60代後半に体の動きが悪くなってきたことで受診をして、パーキンソン病(脳の異常により体が動かしにくくなったり、震えが起きるなど運動に関わる症状が出る病気)と診断されていた。診断後の最初の数年間は通院で服薬をしながら、特段生活に困ることもなかったようだが、この1年で病状が大幅に悪化し、ベッド上での生活を強いられるようになっていた。自分での掃除や食事の管理も難しく、毎日朝昼夕と3回、ヘルパーが介入して生活のサポートをしている。食事はベッドの近くにあるテーブルに置けば、自分でスプーンを持ってなんとか食べることはできるのだが、一人で食べるとむせ込むことが多いため、必ず食事はヘルパーによって介助されている。

「薬の副作用があるようじゃ、やっぱり元の量に戻した方がいいんじゃ……」と訝しそうな声で話す大塚。

「それがなんとも難しいところです。大塚さんがお会いした時、雪子さん、前よりもちょっと食事ができるようになったり、体が動きやすくなった気がしませんでしたか？　昨日、本人とも話したんですけど、雪子さんとしては数週間前よりは体はとても楽になったと言うんですよ」

「確かに、私も幻覚のことはすごく気になったけれど、笑顔が増えた感じがあったのは確かです。これまで食事でむせこんでいたのも、かなり減っているとの報告は介助するヘルパーからも受けています」

「診察で手や足の動きを確認したんですけど、曲げるときの硬さが少し取れている感じがするのと、水分の飲み込み方も良くなっている。そこにおいては薬の効果が出ているのは間違いない。あとは幻覚のことですね。パーキンソンの薬が効いてきたときに、このような感じの精神症状は一定の割合で出るんです」。昨日、私たちが訪問した時にも雪子の幻覚症状が出ていたのには気づいていた。

「あの状態は放っておいてもいいものなのか。ヘルパーが入る時以外は一人でいるので、まあ、何が困るかって言うと、特に。……本人がいいならいいんですかね」

ケアマネジャーによっては、1ヶ月に1回ぐらいしか患者の訪問をしない人もいるが、大塚は関係職種からまめに情報収集をしながら、必要に応じて患者の家に行き、時には掃除の手伝いなども自ら行う。おかげでちょっとした患者の変化に対してとても繊細に気づき、その情報を共有できることはこちらとしてもありがたい。

「大塚さんが心配されるのもわかります。週末前でもあるので、今日か明日にもう一度訪問して状態確認してきますね」と伝える。

「正直、急ぎではないし、明日でも十分大丈夫です。体調的にも悪くなさそうなので、こんなことで先生にいつも直接電話して、すいません。先生には電話しやすいから。でも、よろしくお願いします」と大塚は一見申し訳なさそうな口ぶりに、まあ、いつも通り行ってくれるでしょうという感じをあからさまに出して電話口で笑いながら、上手に依頼をしてくる。

高度医療機器がある病院以上の在宅環境

在宅診療をしていると、医療職や介護職の「思いのある人」によって支えられる患者の幸せ感はとても大きいと感じる。

雪子も、最初は知らない人（医師や看護師、ヘルパーなど）に何度も家に入られることを頑なに断り続けていたのだが、大塚への信頼から少しずつ心を開くようになってきた。本人の希望や金銭的な事情で介護職が介入できないときは、唯一介入できる医療職の私たちが部屋の掃除を手伝ったり、生活環境の整備を診療所の事務員なども参加して関わることが少なくない。

在宅診療の患者は生活保護世帯、老老介護、身寄りのない独居の方々など様々な環境のなか、ベッド上での生活を強いられる方がほとんどである。そのような環境の方々は家で医療や介護を十分に受けることは難しいのでは、と思われがちだが、決してそんなことはない。患者に対して誠実で思いのあるケアマネジャーによって介護環境の調整をしっかりしてもらえれば、「そのチーム」によって、高度医療機器がある病院や高級な有料老人ホーム以上に素敵な在宅環境を患者に提供できるという確信がある。

そもそも多くの患者は家族のいる、いないに関わらず、「本当は自宅で生活したい」という思いを持っている場合がほとんどである。「家族に迷惑をかけたくない」「お金が心配」「こんな重い病気を家でみてもらうことは心配」などという本音があるが、気を遣って周りにそれを伝えられない人もいる。在宅診療で初診に入ると、最初は家族も本人も「最期の時間は病院か施設で」と言われることが多い。

ただ、実際に私たちが医療や介護で継続して介入するなかで、「家でも安心して過ごしてもらえる」「家族の介護負担が増えるわけではない」という状態を体感してもらうことで、本人も家族もその気持ちに変化が出てくる。私たちの患者は重症度が極めて高い方、独居の方も多いなかで80％以上の方を在宅でお看取りしている。その介護環境の調整の中心にいるのがケアマネジャーなのである。

24時間対応をしっかりしない「なんちゃって在宅診療」が増えているのと同様、「なんちゃってケアマネジャー」も決して少ないわけではない。患者に対して、形式的にはケアマネジャーの役割を持ちながらも、病状の変化が激しい患者や精神的に不安定な患者に対しては、すぐに施設入所や入院を促して、介護調整の役割を安易に放棄してしまうのである。特に、医療機関や介護施設と併設した事務所に所属しているケアマネジャーの中には、自宅で過ごせる状態にもかかわらず、早い段階で自前の施設に誘導をかけることが少なくない。これはすでに社会的な問題にもなっている。

これまで大塚とは何度となく組ませてもらったが、そのような「しがらみ」による不誠実さとは程遠い。とにかく患者への思いを中心に介護や医療の調整をしてくれる。私たちの対応が不十分な時には「今回の対応はしろひげさんらしくないですね」とか、「あの先生の今回の救急搬送は本当に必要だったんでしょうか」などと、こちらの患者への判断や対応に対して厳しい言葉をいただくこともある。だからこそ、大塚ケアマネジャーが組む「チーム」は常にいい意味での緊張感を持って患者に対応することになる。ケアマネ次第で緊張感が変わっているようでは医療職としては未熟なのだろうが、実際にはケアマネジャーという介護のリーダーの調整次第で現場の雰囲気が変わることは事実である。

本人に見えているものが「厳然たる事実」

大塚から電話をもらった翌日の金曜日にもう一度、十分な時間をとれる時間を見繕って雪子の診察に行くことにした。水曜日にも訪問をして状態を確認しているため、緊急性がないことはわかっていた。ただ、介護職は土日にも介入する予定である。この週末の緊急待機は私ではないので、週末前の状況と対応について主治医である私から介護職の方々に伝えて安心してもらうのも大切なことである。

「雪子さん、こんにちは。また、来ちゃいました」。玄関のチャイムを押して、ドアにかかっているキーボックスから鍵を取り出すと、中からの返事は待たずにスタスタ部屋に入っていく。ベッドに横たわりながら、雪子は入ってくる私たちの方に精一杯顔を向けようとする。

「先生、来てくれてありがとう。私は大丈夫なんだけどね。なんか悪いわね」

雪子は少し強張った表情で声も小さいが、彼女なりの精一杯の笑顔を見せようとしてくれているることは伝わってくる。雪子の表情の硬さは、「仮面様顔貌」というパーキンソン特有の症状の一つである。顔も含めて全身の筋肉が頭で思っている通りにはスムーズに動きにくくなる病気であるため、本人はもどかしい部分があるだろう。

「調子は良さそうですね。手の震えや硬くなる感じはちょっとよくなってそうな感じはしますけど。どうですか」。血圧などを測りながら話しかける。バイタルを測った後、雪子の手を少しずつ動かしながらその状態を確認する。その後、少しゆっくりと話をしたかったので、体を起こすのを手伝いながら、ベッドから足を下ろして座ってもらった。背中にクッションを入れれば、そのまま自分で体勢を保つことはできている。

「以前より少し体が動きやすくなってる感じはあります。前まではスプーンを持つと震えて食事を口に運びにくかったり、リハビリの先生に動かしてもらうとき、ちょっと痛みを感じたり。その感じがなくなりました。あれ、その話、一昨日も先生にしたけど、今日は……そうですよね、大塚さんが心配してるんですよね」と、出しにくそうな声で精一杯話をする。パーキンソン病が進行すると、声を出すことや飲み込む力も少しずつ落ちていくため、話すときは辛そうではないが頑張っている感じにはなる。

「まあ、そうなんですよ。雪子さんに子どもさんが見えるって話です。この話も一昨日聞きましたね。正直いうと私はあんまり心配してません。雪子さん自身は困ってないんですよね」と私も少し苦笑しながら話をする。

「朝方、私の枕元に何人かの子どもがきて、今日はゴミの日だよって話してくれたりする。まあ、なかなか信じてもらえないですよね。これを幻覚っていうんですかね。私には、実際見えてるから。夜もカーテンの向こうから声をかけてくることもあって。私にははっきり見えてるとしか言えない。みんなにはこんな話はしないほうがいいのかな。心配かけるから」。雪子は少し恥ずかしそうに、そして申し訳なさそうにしている。ちなみに、アパートのカーテンの向こうのコンクリートの壁の間には、誰かが入れそうな隙間はほとんどない。

「見えているものは見えているでいいんですよ。私たちが見えているものも他の人にどう見えてるかなんて、絶対にわからないんですから。雪子さんが見えているならそれが真実。私は別に疑ってませんよ。さっきも言ったけど、大してそのことを心配してませんし」。ここは私も真剣な口調で伝える。

「私がおかしくなっちゃった、ってみんな思うんでしょうね」

「みんな、雪子さんのことを心配しているだけ。確かにパーキンソンの薬を増やしたことで、脳でいろんなものが見えやすくなっちゃうことがあるのは事実です。でも、雪子さん、その見えることで困ることはないんでしょ」

「そうなの。子どもが来てくれて、最初は怖かったんだけど、先生から「子どもさんが来てくれるなんて楽しくていいね」と言われてからは、気にならなくなりました。この前は忘れていたゴミ出しの日も教えてくれましたし」

雪子の顔は相変わらずやや硬いが、なんとか明るく話そうとしているのは伝わってくる。決してその症状を悲観的に捉えてはいない。私たちが「幻覚」と捉えることも、本人にとっては「厳然たる事実」なのである。認知症や統合失調症での精神症状を、周りが心配しすぎると本人も心配されていることを不安に思い、悪循環になることがある。精神症状が問題となるのは、それが他人にとって「真実ではない」ことなのではなく、本人や他人にとって「何か問題になる」ことなのである。雪子が話す周りにとっての「幻覚」は誰にとっても問題が起きていない。

「わかりました。私の方から大塚さんや介入しているヘルパーさんにも言っておくね。来てくれる子どもさんとは仲良くやってね。夜に眠れないとかも大丈夫かな。薬もちょうど今の量であってる感じがするから、このままで行きましょう。また、何か辛いこととかあったらいつでも電話してくださいね」と伝えて、その後も枕元に現れる子どものいろんな行動について少し話を聞かせてもらってから退出した。

薬の効果と副作用を確認すること

部屋を出てから車に戻り、大塚に電話をした。雪子と話したことについて報告をする。

「先生ごめんね。そっか、じゃあ大丈夫かな。いつも入るヘルパーさんも同じ人ばかりじゃないから、初めて介入する人はびっくりする。土日に入るヘルパーさんたちには話しておきますね。私は数年前から雪子さんを見ていて、もともとすごく元気でしっかりした人だったから、最近の姿を見ると心配になっていて。でも、先生がこうやってちゃんと見てくれてるから安心かな」

大塚は電話口でどこかホッとした雰囲気を出していた。実際には、私が訪問して何をしたというわけではないのだが、関係職種の方も「念の為訪問」するだけでこのように安心してくれる。

「パーキンソン病は、少しずつ進んでいく病気だし、薬も少しずつ効かなくなってくるから増やさざるを得ない。その変化を見ていると辛い。特に、大塚さんは以前から関わって、元気な時を知っているだけに。雪子さんは今でも言葉は出しずらそうにはしているけど、、基本的にはしっかりしている人ですしね」

「しろひげ先生は、病院に通っていた患者さんの薬を減らしてくれることが多いでしょう。それで、病状が逆に落ち着くことがほとんどだし。でも、雪子さんの場合は在宅になって、ちょっとずつ薬が増やされていて。先生にしては珍しいなと思ってたんです。それで幻覚とかも最近出てきていたから。先生のことを疑ってたわけじゃないんですよ」。大塚は電話口で笑っている。付き合いも長いので、ベースでは私たちのことをしっかり信頼してくれていることをこちらも疑ってはいない。

「パーキンソン病は、他の病気のように画像とか血液検査とかわかりやすい検査で進行をはっきりと確認することができない。だから、日頃の症状の変化に合わせて薬を調整するんです。副作用の精神症状はもちろん出ないに越したことはないけど、体の動きやすさへの効果と気持ちの方への副作用とのバランス、いつもこの調整には苦労しているんです」

副作用が全くない薬などないからこそ、担当する医師は薬の使用には常に慎重にならなくてはならない。さまざまな病気に対して、出す薬は本人や関係職種にその効果と副作用について責任を持って説明しなくてはならない。患者によっては、薬局からもらう薬の副作用の文章だけを見て、それだけで怖くなって勝手に中断することもある。本当は、薬の副作用が怖いのではなく、薬の効果や副作用の患者への影響をしっかりと確認せずに漫然と使ってしまう、または使い続けてしまう、逆に副作用を過剰に恐れて使うことを安易に躊躇する、そんな医師こそが怖いのである。

連携職種との関係性

「先生、これまで雪子さんのところにヘルパーとリハビリは入ってるんですけど、訪問看護はまだでしょう。どう思います?」

「時々雪子さんから、1週間ぐらい便が出てないとか、夜に眠れないとか連絡が来るんです。私たちの訪問が2週間に1回だから、本当はもう少しまめに状態の確認で訪問看護さんに入ってもらえるとありがたいですね。この前も、夜にお腹が張っていて痛そうにもしているとヘルパーさんから連絡があって。結果として私の方で訪問して浣腸したんですけど。雪子さんからお礼は言ってくれたけど、本当は女性の看護師さんにやってもらったほうが安心だろうと思いました。お医者さんだとしても、やっぱり恥ずかしさもありますよね」と私の方から大塚に伝える。

雪子はもともとあまりいろんな職種に入られることを望んでおらず、ヘルパーやリハビリを大塚の説得によって少しずつ入れていったという経緯がある。排便の調整や褥瘡の確認などは、医師以上に看護師が入ったほうが患者にとってメリットになることは多い。

「一度、私の方から雪子さんに話してみますね。訪問看護は、夜間や休日の24時間対応もお願いしたほうがいいですよね。看護師さんはとりあえず、週1回くらいでいいですかね。しろひげさんの訪問看護が入ってくれると一番ありがたいけど」。大塚の行動はいつも早い。全てのケアマネジャーがこのようなペースで迅速に対応するわけではない。

「今すぐに、訪問看護リーダーの濱本に電話してみますね。今後、いろんな変化が起こりうる患者さんなので内部の訪問看護だと私も組みやすいです。ただ、うちの訪問看護、いつも忙しそうにしてるから……受けてくれるといいんですけど」

本当なら全ての患者において気心の知れた内部の看護師と連携したいが、彼女たちの受け入れにも限界がある。実際には、がん末期の患者など重症度が高い患者を優先的に引き受けてもらうことが多い。結果として、しろひげ訪問診療の九割近くの患者は外部の職種との連携になる。そのため、地域の関係職種の皆さんとは内部のケアマネジャーや訪問看護との関わり以上に日頃からコミュニケーションを密にしていくことを意識している。

「雪子さんも頑固なところはあるけど、先生のことはすごく信頼している感じが伝わってきますよ。だから、先生のところの訪問看護さんが入ってくれるなら、彼女もなんとか認めてくれるんじゃないかな。私もヘルパーも、これからはあまり幻覚のことは気にしすぎないようにします」

「でもね、大塚さん、ときにはその幻覚が強くなると、内容によっては本人がすごく辛いときもあるし、周りの人との会話もかみあわなくなるから、いつでも何か感じたらこんな感じで連絡してください。薬の調整はそのときに応じて細かくしていきますから。同じような病状の方を私たちも訪問看護の方もよく見ています。あとは、やっぱりちょっとずつ体が動きずらくなってきているところが心配ですね。本人が許すならば、リハビリとかも少し増やしてもいいと思います」

人は誰でも加齢に伴って動きが悪くなる。手が震えるようになったり、飲み込みが悪くなったり、足が動きにくくなる。これは、病気でなくても誰もが通る道である。パーキンソン病はその進行スピードが人より速いというものである。

そのため、病気や加齢に伴って減少するドパミンの分泌を補充してあげるのがパーキンソン病の治療の土台になる。そして、パーキンソン病という病態の進行は「加齢」のメカニズムと似ているため、基本的に「治す」ことはできない。したがって、その症状にあわせて介護環境を整えたり、リハビリをして手足の固まることを少しでも遅らせたり、飲み込むときに誤嚥が起きないように日常からトレーニングをしたり、状態に応じたきめ細かい対応をしていくことが大切になるのである。

「先生、とにかくありがとう。今、まだこれから往診あるんでしょ。次の訪問の時間遅れちゃうよね。他の患者さんも待ってると思うからがんばってね！」と、大塚とはこんな友達のような感覚でコミュニケーションができるので、お互いに気楽に電話もしやすい。そもそも「医師」という肩書きは、ちょっとしたことでは報告しずらい相手だと思われがちなので、そのハードルを下げあえる関係性は結果として患者にとってもプラスになる。

介護度も医療依存度も高い患者への覚悟

次の週から、まずは週に1回のペースでしろひげ在宅診療所の訪問看護が雪子に介入することになった。初回の訪問の報告を訪問看護師の濱本から受ける。

「雪子さんが食事をしているところを、ヘルパーさんに同席して見せてもらいました。食べたあとに少しむせ込んでますね。一応食べ方の指導は細かくさせてもらったけど、少し心配ですね。食べものだけでなくて、水分でもちょっと喉に引っ掛かっていました」

朝礼が終わったあとに毎日のように濱本は近づいてきて、いろんな患者の報告を丁寧にしてくれる。医師が訪問したときには、患者は比較的「頑張っての元気さ」を振る舞ってくれることが多い。患者に対して、ヘルパーや訪問看護が「生活」との一体の部分に近い状態で介入してくれると、普段の生活のなかでの課題がよくわかるのである。

「今は肺の音も綺麗だけど、誤嚥は怖いね。というより、いつ肺炎になってもおかしくない。防ぐのは難しいかもしれないけど、もう一度ヘルパーさんたちにも食事の介助とか気をつけてもらうように言っておくね」と私が言うと、濱本がさらに付け加える。

「あと、食事ももう少し柔らかいものにした方がいいかもしれないですね。水分にもできるだけとろみをつけるとか、食べる中身もちょっと変えた方がいいかもです。一度、嚥下の検査とかも歯医者さんにしてもらった方がいいですかね」。パーキンソン病の患者をたくさん見ている濱本は、こちらがいろいろと指示を出す前に、もうやるべき段取りのプロセスをよくわかっている。「私の方から大塚さんの方に連絡しておきますよ」と濱本が言ってくれる。一番直近の状態を見ている看護師から伝えてもらったほうが確かに間違いない。私たち医師以上に家族やケアマネなど関係職種との人間関係をしっかりとつくってくれる。そのことは、終末期や重症度の高い患者に関わる医師にとっても非常に重要なものとなってくる。

訪問看護も定期的に介入するようになり、雪子の介護体制はある程度固まってきた。独居で、重度難病を持っていて、決してお金をたくさん持っているわけではない。訪問診療ではこのような患者に対応することは極めて多い。

病院や施設でしか対応できないと思われがちなこのような患者は、実際には病院や施設では結果として受け入れてもらえないことも少なくない。病院は「急性期対応」を中心に求められる施設であり、安定した難病患者を「介護目的」で入院させることは困難である。

一方で、介護度が高い患者を受け入れる特別養護老人ホーム（特養）や介護老人保健施設（老健）では、医療依存度が高い患者を受け入れたがらない。入所中の医療行為が基本施設療養費に含まれてしまうため、医療を施設で患者に受けさせると「施設の負担」となってしまう。もちろん、外部の医療機関へ受診させることの制限はないのだが、自前で真面目に「看取り」までの対応をしようとすると、医療費が「持ち出し」となってしまうために受け入れ段階から拒否をしてしまう傾向となる。介護度や医療依存度が高い患者を積極的に受け入れる有料老人ホームやサービス付高齢者住宅は、「費用が高い」というハードルがあり、誰もが利用できるわけではない。

だからこそ、介護度も医療依存度も高い患者に対しては、在宅でしっかりと介護環境を整えながら、疾患としての重症度が高い患者に対しても「専門的な医療」も含めて対応していく医療技術と、「24時間対応」していく医療機関としての覚悟が必要となるのである。

ヘルパーへの感謝

それから数週間後、朝の朝礼が終わり、この日の往診に出発する準備ができた頃に、携帯に大塚から連絡が入った。

「先生、朝に介入したヘルパーが雪子さんの熱を測ったら、38度５分あったそうです。昨日から痰絡みも多くなってるみたいで。ちょっとぐったりもしているとのことでした。今連絡あったばかりで、まだヘルパーも現場にいるんですけど、何か伝えることはありますか」

「ご飯はもう食べましたかね」。まずはそこを確認したかった。

「私の方で、食事を一旦止めるよう指示をしました。これまでも先生、いつも大体そう言うから」

と大塚が話す。

「もう、その通りで。何より誤嚥を繰り返すのが怖いので。午前中のうちに一度私の方で往診に行きますね。できれば、水分も無理に取らせないように伝えてください。意識状態は大丈夫そうなんですかね。なるべく早くいきますね」と言うと、大塚は安心したように「ふう」という呼吸をして、それがこちらにも聞こえてきた。

在宅診療という環境に慣れないケアマネジャーやヘルパーだと、熱があったり、痰が絡んでゼロゼロしていると、それだけで焦って救急車を呼んでしまうことがある。そして、その後にこちらに連絡が来るのである。大塚とは、重い疾患の方々の変化をこれまでも一緒にみてきているため、まずは必ずこちらに連絡をくれる。救急搬送という選択肢が「悪い」というわけではないのだが、誤嚥性肺炎や呼吸苦に対する対応は病院でなくとも、当然のように在宅診療の現場で解決できなくてはいけない。というよりは、そのような状態で無理に病院まで動かしたり、これまでの状態を知らない医師に丸投げするよりは、これまでの経過がわかっている医師が所属する診療所が対応する方がいいに決まっているのである。

雪子のアパートは診療所から比較的近いところにあり、私たちも早朝で日常の往診に出る直前だったため、大塚からの連絡から30分と経たずに到着することができた。屋外にあるキーボックスを開けようとみてみると、すでに鍵は取り出されていた。ドアの鍵はかかっておらず、開いて中に入ると雪子のベッドのそばにいたヘルパーがこちらに向かって頭を下げる。

「あっ、先生来てくれたよ。雪子さん、よかったね」。訪問時に何度か顔を合わせたことのあるヘルパーであり、ときどき診察前に最近の状態を確認させてもらうこともあった。

「本当は、もう仕事の時間を過ぎてますよね。大丈夫でしたか」

「大塚さんからは、もうすぐ先生も来るから帰っても大丈夫だよ、と言われたんですけど。ちょっと心配で、なんとなく雪子さんの横を離れられなくて。でも、先生が思ったより早く来てくれてよかったです。そばにいても何もできないんですけどね」

ヘルパーは照れ臭そうな笑顔を見せる。おそらく、次の訪問も詰まっているだろうに、目の前の患者のことを最優先にしてくれている。

「雪子さんは、とても安心だったと思いますよ。ねえ」と雪子のそばに行き話しかける。いつもよりは少し息苦しそうにしている雪子だが、精一杯の感謝がみられる表情を作りながら頷いている。その横で、随行している看護師は酸素を測る機械を雪子の指につけて、体温計を脇に挟んでいる。

「酸素は89％。いつもよりはやや低いです。見ていてもちょっと息苦しそうですね。肺の音を聴かせてもらいますね」と、なるべく穏やかなゆっくりとした口調を心がけて、雪子に寄り添いながら診察を始める。

「どうですか？」と、ヘルパーも状態を確認するまでは帰れないようで、心配そうにこちらを見つめる。

「やっぱり、肺はいつもよりはゴロゴロしてますね。でも、それなりにしっかりと酸素は入っていますよ。特に食べ物や唾液が落ちていきやすい右肺の方が雑音が強いので、誤嚥性肺炎で間違いないと思います」と雪子の方を向きながら、ヘルパーにも伝わるような声で話をする。

「先生に来てもらって、私も安心しました。今の時期は熱が出たりすると、なんでもかんでもコロナかなってなっちゃうし。でも誤嚥性肺炎ということは昨日までの私たちの食べさせ方とかが悪かったんですかね」というヘルパーの言葉に、雪子はゆっくり首を振っている。

「ねえ、雪子さん、そういうわけではないですよね。ヘルパーさん、いつもよくやってくれてますよね。誤嚥性肺炎の予防は、もちろんゆっくり食べたり、むせにくいものを食べることも大事なんですけど、それだけじゃない。ちょっとした唾液でもむせ込みますし、いくら気をつけて食べても起こってしまうものなんです。私も以前は病院で患者さんを診てましたけど、正直、家よりも病院の方が誤嚥性肺炎が起こりやすいですよ。在宅のヘルパーさんは本当に丁寧に対応してくれていると思います」と話している最中にも随行の看護師は雪子のベッドを少し起こして、少しでも呼吸がしやすい体制を確認してくれている。

病院とは少し違う、在宅医療の「常識」

誤嚥性肺炎であることは間違いなさそうだが、一応、時節柄、鼻にスワブを入れてコロナ検査をする。これは、本人のためだけではなく、関係職種が「コロナではない」とわかることで安心して介護のサポートを精一杯できるようになるために大切なのである。コロナ禍においては、コロナという病気そのもので命が失われることもあったが、それ以上に「過剰なコロナへの対応」によって十分な医療や介護体制が取れないことによって失われる命があったことは忘れられない。雪子はコロナ陰性だった。ヘルパーもその結果も見て、かなり安心した様子だった。

「じゃあ、雪子さん帰るね。先生、食事のこととかはまた連絡とり合わせてください。ちょっと安心しました。今日の昼と夕方は違う人が来るけど、また明日来るからね」とヘルパーが言うと、雪子は少し起こされたベッドでしっかりと頭を下げて、小さく手を振っている。

「雪子さん、鼻から検査の棒を入れられたのは嫌でしたよね。続けて嫌かもしれないけど、一応、血液検査と、抗生剤の注射だけさせてください。楽になると思います。あと、これまでのこと、これからのことを考えると、家に酸素の機械は入れておいた方がいいですね。今日の状態だけで言えば、絶対酸素を吸ってなきゃいけないわけではないけど、今でも少量の酸素を吸ってもらった方が楽だと思うんです。どうでしょうか」と伝えると、雪子はゆっくり頷く。いつもは小声でも声を出して伝えようとするのだが、今日は首の動きで表現するのはやはりいつもより辛いからだろう。

採血をした血管から針を抜かずに、そのまま注射器を付け替えて抗生剤をゆっくりと注入する。病院だと点滴に抗生剤を入れて数時間かけて体に入れるのだが、在宅診療だと注射器のなかに抗生剤をとかして数分かけてゆっくりと注入する。もちろん、体への負担を考えると点滴の方が優しいのだが、数時間ずっと家に看護師やヘルパーが待機するわけにはいかないし、トラブルで点滴が抜けたりしたときにナースコールで数分以内に駆けつけることもできない。そのため、点滴ではなくて注射器でゆっくりと体に注入するという手法をとることが多い。万が一にも点滴が家で抜けてしまうと、血がベッド上に垂れ流されてしまうというリスクもある。

もちろん、患者の体の状態や介護環境などを考慮して在宅診療で点滴をすることもある。ただ、独居の方の家での医療環境の作り方は「医学的な正しさ」以上に、その安全性への配慮や介護職種の動き方、家庭環境などを十分に考慮して対応する必要がある。そのような病院の常識とは違う、在宅診療独自の「常識」も、良質な在宅診療の広がりに応じて少しずつは積み上げられてきているように思われる。

「一人ではない」と感じてほしい

看護師に抗生剤の注射をしてもらっている間に、雪子の部屋から携帯で酸素会社に連絡をして、早急に在宅酸素の機械を届けてもらう手配をする。「早急に」と言っても、届くまでには1～2時間かかるので、その設置の時には私たちは立ち会うことはほとんどない。そして本人や家族への説明は酸素会社からしてもらう。酸素が到着したときの流量などの「処方箋」は、しっかりと酸素会社に電話で伝えておく。

「雪子さん、今肺炎を治すための薬を入れました。数時間すれば少し楽になってくると思いますよ。あと、酸素も届いたら鼻につけてもらいますね。また夕方にはヘルパーさんが来てくれるから、やっぱり具合が悪いのが続いているとか、酸素を入れても呼吸が苦しいとかあったら、診療所に連絡してもらってくださいね。一旦帰るけど、何かあったらいつでも連絡してください」と伝え、看護師もベッドの頭を再び降ろして、布団を整える。挨拶をしてドアのほうに向かおうとすると、雪子は精一杯の声で「ありがとう」と言ってくれる。

「今日は無理に食事とか水分は取らなくても大丈夫。むせこむのが一番良くないからね。明日もう一度見にくるから！」とドアの前でもう一度声をかけて退出する。

「先生、訪問看護の回数もう少し増やした方がいいかもしれませんね。誤嚥も繰り返すかもしれないですし、これから注射とか点滴とかする機会も増えそうな気がします。最近ちょっと便も出にくそうだから、その辺ももう少し頻繁に状態確認してもらったほうがいいかもしれないですね」と、部屋を出て車に戻る途中で随行の看護師が歩きながら話をする。

「そうだね。薬で一時的には動きが良くなっても、やっぱり少しずつ症状は進んでる。今回、肺炎は落ち着くとは思うけど、これからのことだね……口から食べたいだろうけど、どうしてもむせ込んじゃうだろうな」

「私の方から、今日のことは大塚ケアマネさんに話しておきますね」と、随行看護師が気を利かせてくれる。このような診察の後には、車に戻って次の診察への移動中に医師がカルテ記載をしているときに、直前の診察の経過を随行看護師が関係職種に連絡してくれる。医師はその報告を携帯電話のスピーカーで聞きながら、必要に応じて会話に介入することもある。

車に戻って、随行看護師は携帯でケアマネの番号を探しながら、「これからは胃ろうとかの検討ですよね」と話すのに私は頷いて、「うん、そうだね。食事を取るのは明らかに大変になってきてるからね。でも、雪子さんがどう考えるかだよね。そのあたりも含めてケアマネの大塚さんも交えて、肺炎が落ち着いてからちょっと話をしないとね」

数日後、私の携帯に大塚から連絡が入った。

「先生、ありがとう。あれから、雪子さんのところに訪問看護さんが毎日入ってくれて、本当によかったです。雪子さんもしろひげの看護師さん達のことは受け入れてくれたみたいで、感謝してました。あれから毎日打ってもらっていた抗生剤も効いたようで、昨日私が見に行った時には痰がらみも減って、一時的に酸素を外している時でも呼吸は楽そうになってましたよ。食事も少しずつ食べられるようにはなってきたみたいだけど、やはりむせこみがある。ヘルパーさんもこれまで以上に気を遣って食べさせてはくれてるんですけど」

パーキンソン病でなく、加齢に伴う変化であっても、一度飲み込む力が衰えるとなかなかそれを回復させることは難しい。まして、パーキンソン病は進行性の運動機能障害である。一度肺炎が治っても、食事や飲水でのむせこみ、という嚥下機能の低下による誤嚥を起こさないようにすることはかなり困難であり、いつでもその結果としての肺炎は再発しかねない。

「正直、抗生剤での治療は一時的なものです。誤嚥性肺炎を予防するための長期的に飲める抗生剤を、念のため継続して服用してもらっているけど、気休めぐらいの効果しか期待できません。雪子さんの年齢を考えると、胃ろうという選択肢もないわけではないんですけど、どうでしょうかね」と、大塚に相談をする。

「私も彼女との付き合いはそれなりに長くなってきたけど、どうかなあ。もう少し元気なときに「絶対延命措置とかはしたくない」と言っていたことはあったけど。自分を持っている人だし、頑固なところがあるから、一度ちゃんと話したほうがいいですね。先生、次の診察のときちょっとじっくり時間取れますか？」

「もちろん！　大塚さんから言われたら、「はい」という返事以外はありません」と答えて、次の診察をもともとの予定より前倒しをしてお互いに都合のいい時間を調整することにした。

「訪問看護さんやヘルパーのリーダー、薬局さんなどにもそのときに一緒に来てもらえるとありがたいですよね。私の方で調整しておきますね」。この患者にとって必要なことをぐいぐいと躊躇なく進めてくれる大塚の姿勢はこちらにとっても患者にとっても安心そのものである。家族がいない患者にとって、「一人で判断する」ということはどれだけ不安で大変なことだろうかと思う。医療や介護の専門職でもいつもどの判断をしても「正解」があるわけではないと感じる。いくら医師が病状やこれからについて丁寧に説明をしたとしても、専門的な知識もなく、相談できる人がいない、そして病状の進行もある、そんな状態でどれだけ冷静に、最善の判断ができるだろうか。

そのため、患者の人生にとって「大切な判断」をするときには普段から関わっている多くの介護職が家族のように集まって、一緒に考える場をつくることにしている。家族にはなれないし、必ずしも「最善」の判断につながるかはわからないが、少しでも患者が不安なときに「一人ではない」と感じてほしいと思っている。

胃ろうを断る

「雪子さん、少し楽にはなりましたか」という私の問いかけに、雪子は少し緊張した表情で頷く。「こんなに集まってもらって」と途切れ途切れに雪子が小さな声を絞り出す。

決して広くない雪子のアパートの一室に、いろんな職種の人たちが10人近くも集まった。ケアマネ、訪問診療、訪問看護、配達薬局に加えて、訪問入浴やリハビリの担当者も集まってくれた。起こしたベッドに穏やかな表情で座る雪子の周りを取り囲むが、なるべく圧迫感を感じさせないように座れる人は床に座ってもらう。雪子は在宅酸素を1リットルの量で鼻から流しており、呼吸は落ち着いているようだった。ヘルパーに確認すると、この数日は少しずつ食事もとれているようだった。

「みなさん、お忙しいなか集まってくださりありがとうございます。では、今から担当者会議を始めます」という大塚の一声から話し合いが始まった。「最初に、しろひげ先生からどうでしょうか」

「しろひげ在宅診療所の山中です。いつもお世話になっています。雪子さん、いつもこんなに心強いメンバーに囲まれて、安心ですね」と言うと、雪子なりに少し笑おうとしたような表情をみせて頷く。続けて話をさせてもらう。

「雪子さんの肺炎はかなり良くなって、この前とった採血では感染症状も落ち着いていました。肺炎も、コロナとかインフルエンザとかではなくて、あくまでむせこみから始まったものだから、今、パーキンソン病という以外に特別な何かがあるわけではありません。実際、雪子さん、今一番辛いことはどんなことかなあ。ゆっくりでいいよ、無理しないで話してね。筆談の方がよければ紙を渡すけど」と伝えると、雪子は首を振って、ポツポツと自分のペースで話を始める。

「本当にみなさん、ありがとうございます。感謝しています。今は、こんな鼻に管をつけてるけど、そんなに苦しくありません。食事のときなどは外しています。少しずつ体が動かなくなってくるのはわかります。話すのは聞き取りづらいかもしれませんけど、そんなに大変じゃないです。飲みこむときに引っかかってむせこんじゃって、いろんな人に心配かけてます。水でもよくむせちゃいます。数年前までは動けたのに、ベッドの上でしか過ごせなくなって、いろんな人に迷惑かけて、なんか申し訳なくて。もう死んだ方がいいのかな、と思うこともありました。でも、最近皆さんに支えられていることを感じていて、頑張ろうと思うようになれました。みなさん、本当に優しいです」

雪子の表情はぎこちなく、目もとの動きも決して大きくはないが、少し動いた目尻から涙が落ちて十分にこちらに感情が伝わった。

「雪子さん、ありがとう。話すとちょっと疲れますよね。少し休みながら私たちの話を聞いてくださいね。何かあればいつでも言ってください。ヘルパーさんたちからみて、最近の雪子さんどうですか」。大塚が改めて司会進行の役割をする。

「そうですね。私たちは1年ぐらい前から雪子さんのところに来させていただいてます。最初は、よく「自分でできるから来なくていい」って言われましたよね」と、ヘルパーの代表者が笑いながら言うと、雪子は照れ臭そうな表情を見せる。ヘルパーが話を続ける。

「介入し始めたときは、動きにくさとかはあったんだけど、もともと身の回りのことは自分できっちりされる方なので、週1回の頻度で掃除や買い物を手伝うくらいだったんです。それから、トイレに行くことや食事の準備も苦労されるようになってきたので、連日かかわらせていただくようになりました。食べるのにむせるようになったのは、この1ヶ月ぐらいですね。雪子さん、最近は私たちのことも上手に使ってくれるから、こちらも嬉しいんですよ。これからも頼ってほしいんです」とにこやかに話をする。

「そうなんですよね。雪子さん、もともと適当人間の私と違ってちゃんとした人だから、あんまり人に頼りたくないんですよね。でもね、ヘルパーさんも看護師さんもお医者さんも、今日来てくれた入浴サービスの方たちもみんな頼っていいんですよ。ちゃんと私たち、税金や保険料からお金も十分もらってるんですから。ねっ、先生」と、大塚が私を見てから雪子に向けて笑顔で話す。

「十分すぎるぐらいお金もらってますから、いつでも呼んでください」と私は答える。

「私の方からいいですか」と、話した流れで今日の本題に移ることとする。

「ここにいるみんなに、これからのこともいろいろ頼ってもらうといいと思います。それでね、雪子さん、今日話したかったのが、食事のことなんです。もちろん、口から食べるのが一番いいことだし、味も感じられる。この数日は、あまり大きくはむせこむこともなかったとも聞いてます。ただね、この前の肺炎のこととかを考えると、胃ろうとかそういうのも検討するのはどうかなと思って。その話を今日はしたかったんです」と言うと、

「先生、胃ろうはいや……」雪子がすぐに反応する。

「しろひげ先生が胃ろうの提案をするの、珍しい感じはします。いつもだったら誰もが訪れる病気の変化に対して、自然な感じで、ということがこれまでの付き合いでは多い気がしてたので」と、大塚もちょっと不思議そうな顔をする。

「私も、90歳でだんだんご飯が食べられなくなった方とか、がんの終末期で状態が悪くなって食欲がなくなっていく方とかそういう人には胃ろうとか点滴とかをあまり勧めることもなければ

ば、説明もしないこともあります。たぶん、大塚さんとはそういう方々でご一緒するときが多いから。でも、雪子さんは基本的には元気だと、私は思っているんです」

「私が元気？　この体で……」と雪子は小さな声だが、こちらの言葉にしっかりと答えようとする。

「確かに、体はだんだん動きにくくなっているし、この前も肺炎を起こしてしまった。でも、みんなわかってると思うんですけど、雪子さんは頭もしっかりしてるし、まだまだ若い」と言うと、周りの介護職もみんな頷く。話を続ける。

「胃ろうというと、なんとなく「延命措置」と思われて拒否されがちなんですけど。私は必要なときには使ってもいい、一つの「道具」だと思うんです。目が悪くなれば眼鏡をするし、耳が悪くなれば補聴器をする。それと同じで、食べるのが難しくなったから胃ろうをする。そういう感覚で思ってもらっていいと思うんですよね」と伝えると、大塚から、「でも、やっぱり体に穴を開けるのって、なんとなく雪子さんには抵抗があるんでしょうね。もともと延命とかしたくないとは言っていた方ですしね。その辺、雪子さんの体への負担とかもどうなんですかね」と、率直に質問される。

「そこまでしなくて……いいと思う。まだ、口から食事をとりたいし」と雪子も話す。私の提案に、雪子がなるべくプレッシャーを感じてもらわないようにゆっくりとしたトーンで穏やかに話すことを心がけた。

「そうですね。私も胃ろうが絶対必要とか、どうしてもやるべきものとは思っていません。ただ、胃ろう自体の手術は30分ぐらいで決して難しいものでも、すごく体に負担がかかるものでもないです。入院は1週間くらいはしてもらわないとダメですけどね。あと、胃ろうをしても口から食べられなくなるわけではないです。実際に、胃ろうをつけていて、水分と薬は胃ろうから入れるけど食事は自分なりに口から取っているという人も結構いるんです。でも、体に何かをつける、そこから食事を入れる、って普通は抵抗ありますよね」と言う私からの説明に、随行している看護師からも説明を追加してくれる。

「私もしろひげ先生の患者で、胃ろうをつけてその後の経過をみるんですけど、一番いいところは、誤嚥性肺炎を起こしにくくなることだと思います。あと、定期的な交換は家でもできるし、もし詰まったりしてもどの先生でも対応できますよ」

私たちの診療所の患者で胃ろうをつけている人はかなり多い。先ほど話をしたように、がんの終末期や老衰の人に対して胃ろうを勧めることはないし、無理に点滴をすることもない。ただ、体自体は元気だが、飲みこむ力が落ちてきたり、脳から飲み込みましょうという指示が体に入らない人などは、胃ろうを体につけてそこから栄養を入れることで必ず延命になる。意識状態はしっかりしているものの、運動機能が徐々に落ちていくALSや雪子のようなパーキンソン病の方々などは間違いなく適応になる。また、若年で脳梗塞などを患って、体に「食べよう」「飲み込もう」という指示を出すことができない病気の方々は家族が延命措置として胃ろうを希望する場合が多い。

在宅診療と「延命」ということ

在宅診療をしていると、「延命措置」をしないように思われるが、決してそうではない。私も医師であり、普通の人でもあるため、当然誰にでも長く生きてほしい。常に延命をするつもりで医師としての仕事をしている。ただ、必要以上に苦しんでまで延命するかどうか、本人が望まないのに延命するかどうか、それは話が別である。

また、延命措置に関わらず与えられた余命が近づいている場合、延命措置の提示や選択をするかどうか、これもまた別の話である。雪子の場合には、70代という年齢とパーキンソン病という運動機能に関わる病気ということで、今の全身状態からすると「延命」という部分だけで言えばその選択肢はあってもいいのではないかと、私は考えていた。そして、胃ろうをつくることで苦痛があるかといえば、誤嚥を防いで肺炎を繰り返すことを予防するという視点と、状態に応じて口からも食べることができる、そのことを考えればあまり患者にとってのデメリットも大きくないとは思っていた。

それから30分ほど他の職種の話も聞きながら、雪子の今の思いも聞かせてもらった。そして、改めて胃ろうについてのメリット・デメリットもなるべく丁寧に、過去の事例なども交えて話をした。それでもやはり、雪子としては「胃ろうという選択」は取らない、と決めているようだった。

「私はね、もう十分なんです。胃ろうをつけたら延命できるかもしれない。先生が言うならそうなんでしょうね。それもよくわかりました。でもね、先生。私、十分生きてきたなあ、って思うんです」と、雪子はしっかりとした表情でゆっくり話す。随行看護師が先ほどまで一時的に外していた酸素をもう一度つけてあげる。

「先生は、胃ろうをつけるのもそんなに大変じゃないと言ってるけど、それでもいいの？」と大塚が聞く。

「もうね、１週間でも入院するのも嫌なの。今、本当に良くしてもらっていて。こんな部屋だけど、やっぱりここが落ち着くの。あと、病院に行ったら、みなさんとも会えなくなるしね」と雪子が話す。

「１週間だけですよ」と私が言う。

「この年になると、１週間が大事なんですよ、先生。食べられなくなったら、食べられないで大丈夫。今のままがいい」と言いながら雪子は大きく深呼吸をした。

この日の雪子は調子が良かったのだろう。関係職種の面々もこれまでには、これだけしっかりと自分の思いを聞くことができたことはなかったようだ。

「延命を望むかどうか」、よく言われることだが、その思いは人それぞれにかなり複雑である。

雪子の思いを聞きながら、私たちはみんなその思いを尊重するのがいいんだろうな、という気持ちになっていたように思われる。

「雪子さん、いろいろ話を聞かせてくれてありがとう。今の思いはよくわかりました。でもね、またいつでも思いが変わっても大丈夫ですよ。私たちみんな、そのときどきの雪子さんの思いを聞かせてもらいたいと思ってますから」

「今、しろひげ先生が言ったように本当にこのメンバーの誰にでも、なんでも相談してくださいね。今日はみんなで話し合えて良かったと思います。雪子さんも大丈夫かな」と大塚が話し合いを締める。

「ありがとうございます。私のために、こんなに時間をとってくれて」と雪子がお礼を言う。

「最後にですが、これから一番大事なのは、やっぱり誤嚥をしないように十分気をつけることですかね。食事にとろみをつけても、水分でもむせこんでしまうことがあるので、とにかくゆっくりと気をつけて食べてもらうことが大事だと思います。あとは、手足が固まってしまわないように、リハビリさんにも頑張ってもらえるといいですね。ベッドは今はこの硬さでいいと思いますが、また状態に応じて、褥瘡になりにくいようにもう一つ柔らかいのにしてもいいかもですね。また、みなさんでいろんなこと相談しながら進めていきましょう。何かあればいつでも私の携帯に電話してください」と、日々の最低限の注意点を確認させてもらった。診察としては、パーキンソンの薬の効果と幻覚のことなども改めて確認をし、少し薬の調整をして退出させてもらうことにした。

私はよく、どんなに重い病気でも、独居で家族がいなくても、家で過ごすことができますよ、ということをいろんな場所で話す。まあ、無責任だなと思うのは、その中の医師の役割はほんの一部だからである。

どんなに重い病気でも家で負担なく過ごすことができる、最も大きなファクターは「介護」にあるからである。だからこそ、このような患者の判断の分かれ目においては必ず、医師とケアマネだけでなく、介護職種とも思いを共有する必要がある。日々、患者と一番長い時間を過ごすのも介護職種であるが、医療職側から適切な情報の共有がないことで、患者にとって一番望ましい介護ができない可能性もある。

「医療と介護の連携」、文字にすると８文字にしか過ぎないが、患者の人生そのものや日々の当たり前の幸せを守るためのその連携は、極めて地道に綿密に、そして慎重にしていくことが大切なのである。

自分の人生を、自分自身で

「胃ろう」をしたら延命ができる。「胃ろう」を作る体力もあれば、かえって苦痛が緩和できるかもしれない。一方で、患者としてはその説明を丁寧にされた上でも「胃ろうは作りたくない」という思い。診療所に持ち帰って、他の医師や看護師たちとも何度も話し合い、朝礼では事務員全員とも共有した。

診療所内での情報共有や話し合いは、「正しい結論」を生み出すためのものではない。これまでも、今も、そしてこれからも私たちはいろんな患者と出会い続ける。病気は同じ名前のものでも、病気の変化の仕方は違う、生まれ育った環境が違う、同じような環境でもその人が持つ価値観が違う。私たちは、常にその当たり前のことを受け止めて、なるべく多くの「人」と関わった経験を積み重ねていきたいと思っている。

雪子の自宅にみんなで集まったときから、約半年で雪子は亡くなった。食べられる時はしっかりと食べた。でも、その半年の間にも何度か誤嚥性肺炎を繰り返した。その時にも再度、胃ろうという選択肢についても話をした。その状態に応じた介護の調整や薬の調整も行っていった。

雪子は徐々に言葉も出にくくなっていった。こちらの話しかける言葉にも頷くだけのことが増えていった。でも、最期の時間に近い時まで目の奥には力のある、思いのある光が感じられた。自分自身で自分の人生を決めたという思いが感じられた。

雪子が亡くなった連絡がきたのは、朝の7時半だった。

呼吸をしていない雪子を発見したのは、その日の朝に介入したヘルパーだった。そこからまず訪問看護に連絡が入り、そこから私の携帯に繋がった。8時過ぎに訪問すると、すでに訪問看護が来ており、雪子の身なりを整えてくれてあった。私が到着してすぐ後に、大塚も駆けつけた。

「みなさん、ちょっと雪子さんの近くに寄ってもらってもいいですか。それでは確認させていただきます」と、胸の音、呼吸状態、瞳孔の反射を確認した。

「午前８時９分に亡くなられたことを確認させていただきました。雪子さん、穏やかな表情ですね。幸せそうな顔をしてます。みなさん、ありがとうございました」と頭を下げると、大塚はベッドの側に膝をついてじっと雪子の顔を見て涙を流している。私と同行した看護師もヘルパーも、じっと雪子を見つめている。

「ありがとうございました」。大塚が涙を拭きながら立ち上がって、私たちに頭を下げる。「雪子さんは一人だったけど、毎日のように皆さんが関わってくれてたので寂しくなかったと思いますよ」

「今からエンゼルケアをしますけど、皆さんも一緒に体を拭いてもらえませんか」と、しろひげ訪問看護の濱本が呼びかける。「ねえ、院長も朝礼に出なきゃ付き合えるでしょ」と簡単に私の行動を決められてしまう。ヘルパーは次の訪問があるとのことで断られたが、とても残念そうにして雪子の頭を触りながら「ありがとうございました」と言って退出された。

大塚は、「ぜひ、私も。あまりこれまでエンゼルケアに同席したことがなかったので」と話す。

「雪子さんのお気に入りの服ってありますかね。ちょっと泥棒さんみたいに服を漁らせてもらおうかな。大塚さん、わかります？　さっきのヘルパーさんに聞いとけばよかったなあ」と言いながら、服が入っているケースを早速濱本が探っている。そのようなことをしながら、雪子の思い出話をみんなでする。服を選んだ後、濱本はお湯を沸かして、人数分の小さなタオルを準備し、それぞれに渡す。そして、みんなでゆっくりと丁寧に体全体を拭いていく。

「外では今、桜が咲いているけど、もし雪子さんが胃ろうをつけていたら、今年の桜を一緒に見に行ったり、来年以降も何年か、花見に行けたのかな、なんて思うことがあるんですよ」と私が話をする。実際、訪問診療の医師をしていると、その場その場の判断と言葉一つで、人の人生が大きく変わる瞬間に常に立ちあっている。そのため、いつも葛藤をしながら、その瞬間の一つ一つを忘れることがない。また、忘れないようにと日々の看取りまでの思いを日記にも書くようにしている。

「しろひげ先生。雪子さんは幸せなお看取りだったと思いますよ。先生やしろひげの皆さんにもいつも感謝してました。桜は見られなかったかもしれませんけど、雪子さんにとってはいつも花見の宴会みたいな気持ちだったかもしれませんよ。よく、私の人生でこんなに人と関わることなかったなあ、って私には言ってました。皆さんが家に来てくれて、話しかけてくれて、ヘルパーさんにご飯を作ってもらって。雪子さん、最期まで自分らしく生きられたんじゃないかな、って私は感じますよ。だって、こんなに穏やかな表情をしてるんですもの」と大塚は話しながら、温かいタオルで雪子の首筋を拭いている。

体を綺麗にした後、衣装ケースの奥にあったスカートとブラウスを着せてあげることになった。

「私たちって、ベッドでほとんど寝たきりの雪子さんしか知らないけど、こういう服を着てたんですね。素敵ですね」と、私が率直な感想を言う。

「私はまだ、雪子さんが外に出ていたときを見てたから。結構おしゃれさんだったんですよ。こういう服を着せてあげると、元気だったときのことを思い出します。まあ、ずっと頑固な人だったから、いろいろ大変でしたけど、こうやって最期まで関わらせてもらえるのは本当に感慨深いです。しろひげさんには感謝です」と大塚が話す。

「エンゼルケアが終わった後、今からでもみんなで花見でも行きたいですね。今、満開ですしね。雪子さんの部屋にもお花を飾ってあげたいな。あと、みんなで写真を撮って飾ってあげたいですね」と話しながらも、私もそうはいかないことはなんとなくわかっている。

「雪子さん、身寄りがいないからあとは行政に任せることになりますよね……」と、大塚がしみじみと話す。

「そうですね。大塚さん、後のことはお任せできますか。私たちも次の訪問に伺わせてもらいます」

雪子との大切な最期だが、どうもどこか事務的に終わってしまうのも寂しい。雪子の部屋に何か名残を残しながら、最後にその穏やかな顔に挨拶とお祈りをさせていただき、退出させてもらう。

少し暗かった部屋を出ると、アパートの目の前で明るく咲き誇る桜が目に眩しかった。

「私たちもあと何回、こんな桜を見られるんですかね」

一緒に外に出た濱本看護師がポツっとつぶやく。

「人生って、何があるかわからないよね。雪子さんも数年前まではこの桜をゆっくり見てたんだろうね。来年はわからないけど、私たちは今、この桜を見られる幸せを、まずはゆっくり感じようか」

「でも、先生はゆっくり感じる前に、まずは次の患者さんのとこに行かなきゃね。まあ、今日も一日お互いに頑張りましょう」という濱本の明るい言葉とともに、空に広がる桜の鮮烈さに今日1日の元気をもらえた気がした。

「苦しい治療」を「延命」と捉えがち

がんの終末期や難病の患者が入院での治療を中止して、「在宅診療に移る」「緩和ケアを行う」となると、一般的に「延命を諦める」と思われがちである。在宅診療の医師は痛みや苦しさをとって死を迎える手伝いをするだけの役割では決してない。私たちも患者本人や家族と同じような思いで、少しでも「延命」をしたい、長生きしてほしい。そして、そのための努力を絶対に厭わない。

苦しみをとってあげる「緩和」と命を長らえる「延命」は本来相反しないのだが、患者の多くは抗がん剤や放射線療法などの「苦しい治療」を「延命」と捉えがちである。「苦しい治療」の多くは、腫瘍などの治療するターゲットに対しては間違いなく効果が出る。画像や血液の検査結果も病気としては良くなっているという目に見える結果が出る。ただ、それが必ずしも「延命」

になるとは限らない。画像でのがんが小さくなって、血液データで腫瘍マーカーが下がっても、「苦しい治療」により全身状態が悪くなって、それによっていのちを落としてしまう場合も少なくない。食欲が低下したり、苦しさが続くことによる精神的な不安定さが続くことで、体重減少や不眠、ベッドから動けなくなっていくなど「精一杯生きる」ことができなくなっていく。在宅診療をしていると、がんや難病による苦しさは薬によってほとんど取ることができるが、「苦しい治療」による辛さを完全に緩和することは極めて難しい。そして、「苦しい治療」による副作用で全身状態を悪くすることは、苦しさを増すとともにいのちも縮めてしまう。私たち在宅診療の医師は、その患者の状態を見極めて、「治療」か「緩和」かどちらが「延命」につながるのかを判断し、その説明を丁寧に本人や家族にしていく必要がある。その説明は、決して簡単なものではないし、必ずしも正しいものだと言い切ることはできない。それでも、私たちは「延命」と「緩和」を両立する選択肢の説明を恐れずに行う必要がある。

「延命」とは

そもそも「延命」の定義は極めて難しい。高齢者の方々が集まる出前講座などで私が「延命を望みますか」と聞くと、半数以上の方が「望まない」という方に手を挙げる。「じゃあ、この場で暴漢が入ってきてあなたのお腹にナイフを刺しても私は助けないでおきますね」というと、大笑いになって、「それとこれとは違うでしょ」となる。多くの人にとって、「延命」とは終末期における人工呼吸や心臓マッサージのイメージであり、どちらにしても生きられない状態を無理に人為的に「いのちを長らえさせる」ような意味に限って捉えていることが多い。だから、そんなことはしなくていいというわけだ。

では、食べられなくなった人に対しての胃ろうや点滴はどうだろうか？　胃ろうや点滴は間違いなく「延命」のひとつである。これに対しても「いや、胃ろうなんて絶対やってほしくない」という人もいれば、「食べられないなら点滴するのは当然でしょ」という人もいる。「延命」という言葉の持つ意味がそれぞれの人にとって全く異なるとともに、その患者の年齢や病状によっても全く変わってくる。

「胃ろう」というと、体に管を入れるというイメージがあり、それだけで拒否反応が大きくなっている。確かに、90代で加齢に伴う変化により自然に食事が取れなくなっている患者に胃ろうをつけることが「延命」なのかというと、そうは思わない。手術が体に一定の負担をかけることは間違いないし、仮に胃ろうを通じて栄養を体に入れたとしても、自然に最期を迎えようとしている患者のいのちを延ばすものではない。それどころか、胃から食べ物が逆流して誤嚥性肺炎に繋がったり、それを無理に消化させるためのエネルギーを無駄に使って結果として命を縮めてしまいかねない。一方で、若年でパーキンソン病になったり、脳梗塞になって、「飲み込む力」がなくなった患者への胃ろうをつくることは「延命」としての役割はもちろん、その患者の苦しみを和らげることにもつながる。パーキンソン病などのように徐々に運動機能が落ちることで、体が動きにくくなり、食べ物を飲み込む力も衰えていく。ただ、全身状態そのものは悪くなく、認知機能も落ちているわけではない。そのような患者に無理に口から食べさせようとすると、むせこんでしまい「誤嚥」による肺炎を繰り返すことが多くなる。胃ろうをつくる体力は十分にあるため、造設することで誤嚥性肺炎を起こしにくくなるとともに、栄養がしっかり摂れるようになるために間違いなく延命になる。在宅診療でもそのような患者には必ず「胃ろう」という選択肢は提示する。

私たちもその意味については丁寧に説明をするが、それでも多くの患者やその家族にとって「胃ろう」という言葉そのものへの抵抗感もかなり強いと言える。明らかに延命ができても、明らかに苦痛が緩和できても、結局その治療への選択をするのは、患者本人やその家族である。私たちはその選択に後悔をさせないために、しっかりと情報を伝え、その決断にもしっかりと寄り添っていく必要がある。選んだ選択の正しさというよりは、選んだ選択を正しかったと考えてもらえるサポートをしていく必要がある。

最期の瞬間を、笑顔で

独居で身寄りがない患者の「延命」への思いに関わることは多い。私たちは、その患者の言葉やあくまで前の病院から紙でもらった情報からしかその人のことはわからない。どのような人生で、どのような価値観を持っていて、そしてこれからどのように生きたいのか。全てを理解することは難しい。それでも、その人の「最期の時間」に縁をいただくなかで、少しでもその人の思いに寄り添いたいといつも思っている。

だから、しっかりと妥協なく話を聞きたいし、少しでも「生きている瞬間」を充実させるために関わりたい。本当は全ての患者の「延命」をしたい。でも、どんな状況でもどんな説明をしても「延命したくない」という人もいる。それを医師として認めることは「安楽死」をさせることになるのだろうか。医師として倫理的に間違っているのだろうか。私にはわからない。それでも、延命をするにしても、緩和をするにしても、延命をしない結論に寄り添うにしても、最期の瞬間が「笑顔」であってほしい。そして、私たちも「一人じゃなかったよ」と言ってあげられる関係性のなかで最期の時間に関わりたいと思っている。

第6章　がん末期のラストドライブ

涙の懇願

「なんとかしろひげさんで、私たちの患者さんたちを受け入れてもらえないでしょうか」

コロナ禍に入って、1年半ほど経った夏のことだった。都内の大規模病院であるJT病院の外科部長と看護師長がしろひげ在宅診療所の小さな事務所を訪れた。

残念ながら診療所には応接室も院長室もなく、外来スペースと事務員や看護師の作業スペースしかないため、玄関口での立ち話となっている。相談員の北浦が最初に対応していたのだが、彼ら二人が大声で目を真っ赤にしてしがみつくようなそぶりで話を始めたその深刻さに圧倒され、定期訪問で外に出ていた私が急遽呼び出された。

事務所に戻ると、北浦に伝えた内容をもう一度、私に懸命に話してこられた。内容としては決して玄関口で話す内容ではないのだが、相手も場所を選んでいるような状態ではなかった。狭い診療所内に響き渡る彼らの声の大きさと深刻さは、他の職員にも全て聞こえていることだろう。

「えっと……話としては、この9月から病棟が全てコロナ病棟になると……そういうことなんですね。確か、JT病院の理事長さんって、よく政府のコロナ対策で出てくる……あの方ですよね。まあ、今コロナの数も症状も落ち着いてきて、正直、今更という感じはありますけど、そういう方針になったということですよね」と、私の方で一旦先ほど聞いた情報の整理をさせてもらう。

「はい。おそらく、コロナが広がって以来私たちの理事長がメディアにもよく出て、コロナ対策をしているのに、なんでコロナ患者を受け入れないんだって。何度もメディアやネットで批判をされてきて。正直、補助金などを考えたらコロナ患者を受け入れた方がそもそも有利なんですよ、絶対。でも……」と、外科部長は言葉を詰まらせながら、目には少し涙を浮かべている。

「そうですよね。先生のところの病院って、整形外科と循環器と消化器の専門の先生が中心で、呼吸器の先生は、確かいなかったですね。私たちも患者を受け入れるときによく病院に伺わせてもらいました。熱心な先生が多いけど、コロナとは専門は違うし、あと、そうですよね、何より、これまでコロナでないさまざまな病気での重い患者さんがたくさん入院しているから、いや、大変ですよね……すいません、なんか他人事みたいな言い方してしまって」。外科部長が言葉に詰まってしまうのもよくわかる。私たちにしてもかなり唐突な話だが、病院にいるスタッフからするともっと唐突で、おそらくパニックになっている状態なのだろう。

外科部長はなんとか気持ちを落ち着かせたようで話を続ける。

「大変……なかなかその一言でも言い表せないんですけど、その通りです。私たち、自分たちなりに頑張ってきたつもりなんです。本当にそれぞれの役割で頑張ってきた。コロナだけが病気でないのに。いろんな患者さんがそれぞれの病気で治療のために私たちを頼ってきていた。今回の病院の決定はその患者さんたちの思いを裏切ってしまう感じになってしまいました。それなのに、正直、上の人は現場の声は全然聞いてくれなくて、理事長のプライドなのか、メディアの圧力に押し負けたのかわからないんですけど、本当に、コロナだけが病気じゃないのに。私たちも患者さんの大事なものを守ってきたつもりなんですけど、悔しいんです」と、涙が流れるのも拭おうとしない外科部長を、横で看護師長がなだめつつ、「すいません」とこちらに気を遣いながらも、もらい泣きをしている。

結論から言えば、そのＪＴ病院の入院患者で緊急性が高い方々を私たちの在宅診療で受け入れてもらいたいとのことだった。

この二人は、しろひげ在宅診療所以外にもいろんな病院や他の在宅診療所もまわっていたとのことだ。特に、私たちの診療所に求めてきたのは、がんの終末期の患者、家族関係が難しい患者、独居で介護環境をつくるのが難しい患者、簡単に言えば困難事例を受け入れてほしいということを、率直に話してくれた。

「患者家族の方々は、病院から家に移ることにご理解はされてるんですか」と聞くと、外科部長はおでこに流れ続ける汗をシャツの袖で拭きながら答える。

「正直、あまりにも急なことで、最初は私たちも病院の決定が本気かどうか受け止めきれなくて、一応それぞれの家族にはみんなで分担して連絡を取ったんです。相手から怒られるのは当然ですが、患者の家族のほとんどが怒り以上にどうしていいかわからない、といった返事をされている状態で……まだ、そんな状態なんですけど、まずは受け入れ先を決めないと家族にもちゃんとした説明もできなくて。他の病院に移れるのか、自宅なのか、そこすら私たちが選ぶことも、家族に判断してもらうことも、そんな話し合える猶予すらなくて」と、ずっと申し訳なさそうに話をしている。この外科部長に何の責任があるわけではないのだが、彼らが今やれることを精一杯やろうとしていることが伝わってくる。

「とにかく、今先生の病院で行き場所がない患者がいて、私たちでお役に立てるってことですよね。それなら理屈じゃなく、精一杯関わらせていただきます。ただ、おそらく病院に入院をしていたということは、病状としても患者や家族の思いとしても、そこにいるそれなりの理由があったのでしょうから。とは言っても、このコロナ禍の環境で他の病院も新たな入院患者を急遽受け入れることは難しいでしょうからね」

病院で受けられない以上、自宅で見るという選択肢しか残っていない。私たちの診療所も開院してからいかなる状態の病状や生活環境、家族環境かにかかわらず、患者の受け入れを断ったことは一例もない。ただ、その前提としては患者本人の「自宅で過ごしたい」、患者家族の「自宅で過ごさせてあげたい」という思いが前提にある。今回においては、そもそも「病院で過ごしている」ことに本人と家族が納得をしていたのが、急遽その環境が変わらざるを得なくなったのである。

コロナ対策で犠牲にされる他の患者

外科部長と看護師長の話を続けて聞くと、手術を間近に控えていた患者や家庭環境により家で過ごすのが困難なために入院していた患者など、一律に患者を追い出してしまうにはあまりにも過酷な状況がそれぞれの事例にあることがわかった。

「本当に辛いんです。医師として、看護師として、そして私たちの病院のスタッフ一同、みんな今いる患者に精一杯向き合ってきました。コロナ病棟にしたら、救われる人がいるのかもしれません。おそらく、いるんでしょう。でも、これまでの私たちの患者は……私たちの病院に呼吸器専門の医師はいないんです。整形外科の医師や私のような消化器専門の外科医師も、みんなコロナ対応になるみたいです。専門的な呼吸器症状なんてみたことのある医師はほとんどいないんですよ。もっといいやり方がなかったのかな、と思います。政治が決めたのか、私たちのトップが決めたのかわかりません。でも、みんなが反対しても現場の声が通らなかった。あとは、先生の診療所みたいにしっかりと患者をみてくれるのがわかっているところにお願いするしかなくて。でも、本当に悔しいんです」

政治も行政も、直接医療活動はできない。それでも、少しでも現場が良くなるために、大所高所から仕組みを変えていく必要がある。仕組みを変えれば、良くなる部分もあれば、必ずその弊害も出てくる。だからこそ、その仕組みを動かす上では現場の声により繊細でなくてはならないし、動かしたときは現場において多くの人のいのちや幸せに関わるという相当な覚悟が必要となる。

コロナ禍で多くの仕組みが動くなかでは、その繊細な感性や判断する上での覚悟が感じられない決定が多くみられた。コロナ患者へのリスクが低減する一方で、それ以外の重症度の高い患者のいのちや限りある日常が大きく阻害されてきたという感覚は常にあった。今回の事例もまさにその一つであった。

「今、私たちに言えるのは精一杯、自宅で受けられる患者さんは受けさせていただきます、ということです。それが、終末期の方でも、ご自宅の環境がどうであっても、介護環境の整備も含めてみんなで連携して頑張らせてもらいます」。

来られた二人は何度も頭を下げながら帰っていった。数日後にＪＴ病院から連絡が入り、結果として15人の患者を受け入れることになった。

改めて私と看護師とで早急に病院に伺い、それぞれの患者の状態を確認することにした。可能な限り、受け入れる前に様々な課題がある患者に対して病院側と私たち、そして家族がともに同席する退院カンファレンスを日程調整して行わせていただくことにした。

家族の怒り

「私たち、自宅で見ることは絶対に難しいです。だから、この病院でお世話になっていたんですよ。先日ちょっと説明を受けたんですけど、家に帰るってことは、抗がん剤も放射線療法もやめるってことですよね。あと、これまでは腹水も定期的に抜いてもらっていた、それもどうなるんですか。何より、私たちに今の状態での父親の介護をすることはできません。この前、病院から説明受けたあと、私も色々考えたんですけど、やっぱり納得できなくて。私の妹弟も呼んで今日は話を聞いてもらおうと思っているんです。なんなんですかという感じです。病院の都合であまりにも無責任じゃないですか」

ＪＴ病院に私たち診療所の医師と訪問看護、ケアマネジャー、ヘルパーの代表者が伺い、そこに先日の外科部長と看護師、病院側の相談員が同席した。そして、今、怒りの口調で話をしたのが、今回病院から退院せざるを得なくなっている大崎弘という患者の長女である芳美であった。

この日は、芳美だけでなく次女の涼子、その二人の弟である長男の一輔と、姉弟３人がそろってカンファレンスに参加をしていた。私たちの診療所も、この日までに病院側と家族で話し合われていて、すでに自宅でサポートをさせていただく前提までは整っているだろうと思い、このカンファレンスに参加していた。実際には、家族としてはまだ退院そのものにも全く納得ができていないようだった。

「私たちも何と言えばいいのか、結論としては私たちの病院がコロナ病棟に変わってしまう、それだけしか言えないのです。申し訳ないとしか言えません」。この外科部長の言葉だけを聞くと冷たく聞こえるが、それ以上の言葉を言えない立場もよくわかる。

「ニュースでもコロナ患者が減ってきていると言われているなかで、なんで今更おたくの病院がそんなことしなきゃいけないいんですか。私たちの大切な家族やおそらく他の患者さんの多くも犠牲にしてまで……そんな無責任な病院なんですか?」。家族の代表として芳美の話すことは至極もっともである。普通の感覚として、がんの終末期を病院でと思っていた家族が、突然病状どの変化ではなく、病院都合で方針が変えられてしまい、怒るのは当然である。

「姉ちゃん、でももう何を言ってもだめなんでしょ。家で見てもらうお医者さんも今日来ているみたいだし。ただ、申し訳ないんですけど、やっぱり私たちの家族だけで父親を見るのは難しいと思うんです。家でがんの治療もできないでしょ。今の状況で通院っていうのも難しいでしょうし。他の病院へ移ることはできないんでしょうか」。芳美の弟である一輔が姉の剣幕を少し押さえるように話を前に進めようと穏やかな口調で話をした。

それを受けて病院側の相談員が、重い空気が漂う会議室の端の方からやや大きめの声を出して説明を始めた。

「すいません。相談員の峯岸です。先日も長女の芳美さんには話をしたのですが、今の病状ですぐに受け入れてもらえる病院がなかったのが本当のところです。家族のご希望もあったので、緩和ケア病棟がある病院も探したのですが、すぐには空いていないというのも現実でした。ただ、どちらにしても緩和ケアの病院に入るとなると、抗がん剤などの治療は続けられない、という前提になってしまいます。そこも説明しました。それで、今後は自宅で今の状態をサポートできる医療機関としてしろひげさんのところを紹介させていただくということになりました」

これまで、病院側とは芳美が中心となって話をしてきたようで、妹の涼子と弟の一輔とは十分な話し合いが取れていないようだ、とはこの会議の前に病院側から聞かせてもらっていた。涼子がはじめて口を開いた。

「あの……私もこれまで姉に任せっきりで、あまり関わってこなかったので、どこまで口を出していいのかわからないんだけど。もう治療というのは難しいんでしょうか。これまでは抗がん剤とか続けてきたと聞いていたんですけど」。涼子は病院医師の顔を見ながら質問をしていたが、最後に芳美の方にも目線を送った。それに対して、外科部長は流れる汗をこの日は拭おうともせず、終始申し訳なさそうなトーンで話をしている。

「芳美さんにはこれまでも話をしてきたのですが、正直、お父さん、弘さんは今の状態においては必ずしも抗がん剤が有効な状態ではないのです。もともとがんがあった場所だけではなく、お腹全体に広がってしまっており、治療そのものに延命効果があるかと言われると、決してそうではありません。ただ、ご本人も芳美さんもこれまでその説明も受けられた上で、抗がん剤による治療を望まれていたため、こちらとしても継続をしてきました。それほど大きな副作用が出ていたわけではなかったのですが、仮に私たちの病院以外に移ったとしても抗がん剤が本当に弘さんのためになるかというと、そのような状態ではないかもしれません」

全体として緊張感のある会議の中で、外科部長の話は家族がこれからの判断をする上でかなり重要な内容を含んでおり、誠実な情報提供であると思われた。多くの病院の医師は、この内容がわかっていながら、家族の感情を慮りすぎるがために、この「治療の効果がない」という情報提供を先延ばしにすることが多い。病院から在宅診療に移ってきてから、病院で聞かされていなかったこのような情報を私たちが病院に代って話さざるを得ないことも少なくないのである。

終末期の家族のプレッシャー

「すいません。途中で少し口を挟ませてください。今回、病院側から家でのサポートを依頼されたしろひげ在宅診療所の院長の山中と申します。今日は、自宅での弘さんの状態をサポートするための介護スタッフのメンバーも同席させていただいております。少しお話をよろしいでしょうか」と、私の方から問わせていただくと、芳美が口を挟む。

「あの、病院さんからも在宅診療の方が同席されることは聞いていたので、もちろんそれはいいのですが、私たちはまだ家で父を見られるとは到底思っていなくて。これまでの先生の話からも、もう抗がん剤すらできない状態。そんな状態で素人の私たちが見ていけるんでしょうか。今日来ていただいたしろひげさんには申し訳ないのですが、今、在宅診療っていうのは全く考えられなくて」と話をする。

今回のようなコロナ禍におけるイレギュラーな状況でなくとも、退院カンファレンスでこのような話はよくあることである。もちろん、自宅に戻るという一定の前提でこのような会議は開かれるのだが、がんの終末期など重い疾患を「自宅に連れてくる」、その重みを家族が強いプレッシャーとして感じるのは当たり前のことである。

「私たちの在宅診療所の半数以上ががんの終末期や難病の方々です。特に自宅でのがん患者の方々のサポートについては、おそらく日常的にはＪＴ病院さんよりも多くの患者さんに関わっていると思います。確かに、急にご自宅で、となると驚かれていると思います。ただ、私たちはお父さんの状況もすでに聞かせていただいているのですが、その病状に対して責任を持ってこれからの生活をサポートさせてもらえると思っています」と話したところで、芳美が言葉をかぶせるように言葉を差し込んできた。

「責任を持つと言われても、日常の介護をするのは私たちですよね。先生たちが寝泊まりするわけではないし、夜とか先生たちがいないときに何かあっても私たち、何もできないんですよ。病院だったら、いつも誰かがいてくれるでしょ。そういう安心感も病院だったらあると思うんですよね。病気だけときどき診てもらったらいいってことではないでしょ」という芳美の話の内容はしごくごもっともである。

「はい。本当にその通りだと思います。私たちは毎日訪問させていただくわけではなく、安定している状態ならば普通は2週間に1回の訪問、それ以外の時間は私たち家にはいないですものね。お父さんの場合には病状的に最初から毎週1回は訪問した方がいいとは思いますが」

「そうですよね。夜とか変化があったときにはやっぱり不安です。あと、介護の問題だけでなくて、病院から離れるとなるとやっぱりもう父のいのちを諦めてしまうような気がして」という芳美の言葉に、涼子と一輔も頷いている。

「病院の方々がいる前で言うのも失礼かもしれませんが、病院でも24時間ずっと患者さんの横に医療職の方がいてもらえるわけではありません。もちろん、困ったときにナースコールをすればすぐに来てもらえるのは確かですが。家でも病院でも、病気から出る症状に対して同じような対応をすることは可能です。確かに、伺うまでの時間がかかるのは確かです。それまでの間に家族の方に対応できる飲み薬や坐薬などで苦痛をとってもらうようなお願いをすることはあるかもしれませんが。なるべく、夜間などに症状の変化が起こらないように薬を調整するのも私たちの仕事だとは思っています」と説明する。

「家では放射線治療とか抗がん剤での治療とかもできないんですよね」と弟の一輔が質問する。

「抗がん剤の量の調整とか症状を緩和するステロイドの投与、在宅での酸素導入など、私たちもお父さんが少しでも長生きしてもらうためにできることはさせていただきたいと思います。ただ、先ほど病院からも話があったように、今、お父さんに抗がん剤を続けたり、わざわざ毎日のように放射線を当てることは辛くて大変なうえに、かえって残された命も短くしてしまう可能性があると思います。先生、そうですよね」と、病院の外科部長の方にも目線を向けて話をすると、頷いて「その通りです」と部長がひとこと答える。

「抗がん剤って、治すためのもので、人を長生きさせるためのものなんですよね。辛いというのはわかるんですけど、命が短くなるってどういうことですか。これまでやってきたことは全て無駄だったってことですか。無駄なことさせられたんですか」と、芳美は感情を精一杯抑えようとはしているが口調は強くなっている。

「やっぱり介護のことは心配です」

「先生、私の方からいいですか」と、病院側の了承を一応いただきながら、私の方で答えることにした。

「もちろん、抗がん剤や放射線療法はがんそのものを小さくすることはできます。どのようなステージだとしてもそれは間違いないし、それによって血液検査のがんマーカーなども低くなります。おそらく、病院でのこれまでの治療でも、がんそのものを小さくしたり、進行を抑えたり、その効果があったのは間違いないと思います。だから、先生方もご家族と話し合いながら進めてこられた。画像をみて「小さくなった」、がんマーカーが下がった、そのことを確認して、喜ばれたこともあったかもしれません。でも、人のいのちは「がん」という病気だけで決まるものではありません。抗がん剤の副作用がないときに、それを使うことはプラス面もしっかりありますが、副作用で苦しくて食事が食べられない。それで全身が弱っていく人を私もたくさん見てきています。がんに栄養を取られて衰弱するより、抗がん剤によって全身が弱って命を短くする、さらに辛い思いもする、そんなふうにはしたくないという思いを、病院の皆さんも私たちも持っているんです」と、なるべくゆっくりと家族の顔色や反応も見ながら話をさせてもらった。

少しの時間、姉弟の3人は顔を見合わせながら言葉をどう出せばいいかためらっているようだった。その空気が数十秒続いたあと、3人で少し言葉を交わしているようだった。

「これまで、山中先生の診療所で私たちの患者もたくさん見てもらっています。今回病院を出なくてはならなくなった10人以上の患者をしろひげさんにお任せするのも、病院以上にしっかりとしたサポートをしてもらえると思ったので、かなり重い病気の患者さんをたくさんお願いすることになりました。受け皿を見つけたこと、それは決して私たちの言い訳にはなりません。本来、病院での治療や介護の途中で、「投げ出してしまう」そんなことは許されることではありません。私たちが継続してしっかりサポートすべきだった、そのことはどれだけ批判されても足りない部分です。それでも、私たちが今のお父さんにとって一番これからいいサポートのあり方は、自宅でしろひげさんに見てもらうことかと、心から思っています」

外科部長は終始、言い逃れのような言葉を発することはなかった。強い言葉を出してきた家族もその病院側の向き合う姿勢そのものは受け止めているように思われた。３人で数分話をした後で、長女の芳美が口を開いた。

「それでも、やっぱり介護のことは心配です。父は入院するまでは母と二人暮らしだった。今日も母は病院まで出てくるのも大変だったので、ここに来ることもできなかったんです。本当は母もここでの話を聞きたかったようだし、父にも会いたかったと思います。これから、母が自宅で父のサポートをすることができるとは思いません。かといって、私たちの誰かが自宅で受け入れるのをすぐに決めることもできません」。この言葉に他の二人も静かに頷いている。

再び、会議の場に少しの沈黙が続いた。家族も病院側の環境やその説明を決して理解していないわけではない。ただ、「現実」としての壁に対してどうしていいかわからないというのが本音なのだろう。病気のことも理解していないわけではないようだ。先ほどの私の話がなかったとしても、これまでも芳美に対しては病院から今後の予後への説明はある程度あったはずである。

患者本人の思い

「今日のこの会議に、弘さんご本人は参加してもらう予定にはなっていませんか。病状的にどうなのでしょうか」と、私の方からあえて少し切り口を変えた話を向けてみる。病院の相談員が頷く。

「実は、ご家族との話が落ち着いたら、看護師にこの場に連れてきてもらうように話をしています。もちろん、ご家族もお会いになりたいと思いますし。いかがでしょうか」と、私たち一人ひとりを見渡しながら問いかけた。

このような会議に最初から患者本人が参加することもあるのだが、そうすると病状についての本当のところや家族の介護に対する本音などが話し合いにくくなってしまう。そのため、本人を抜きにして一定の話し合いの区切りがついたところで、患者本人と私たち在宅診療側との顔合わせをしながら、本人の思いを確認することになる。今回は、家族との話の整理については、きっちりとついていない状態ではあったが、正直このままだとかえって話も進まないと思い、あえて私の方でご本人に来てもらうことを誘導した部分もある。弟の一輔が姉二人の顔を見ながら言う。

「そうだね。僕は一度父の思いもここで聞いてもいいかなと思う。先生、父は今、話がちゃんとできるような状態なんですか。病院に入ってから僕は全然会うこともできなかったから。時々、電話で声を聞いてもなんか弱ってきた感じがしていて。ここに連れてきてもらえるなら、話ができるようなら父とも話はしたいです。いいよね、姉ちゃん」

このように話す一輔もおそらく、何か話の打開点を見つけなくてはという思いはあったのだろう。姉二人の了承も経て、弘を呼びに行ってもらうことになった。

車椅子で部屋に入ってきた弘は、「こんなにみんな集まって、大変だねえ」と、これまでの緊張感がほどけるような呑気そうな声を出した。ややしゃがれた声で、その言葉を出した後も少し呼吸を整えるような仕草を見せていた。一輔は席を立って、会議室の入口近くに座った弘の近くに寄っていった。

「ちょっと痩せた気がするけど、元気そうにみえるよ。どうなの？」。一輔はしゃがみ込んで弘の手を握りながら、顔を見あげるようにして話しかけた。

「まあ、いいも悪いもこんなもんだろ。病院も飽きてきたけどな」と、弘は笑顔をみせる。

初めてみる私たちからすると、決して痩せこけているというようには見えなかった。手足は細いが、それなりに食事をとれているからか、肌艶は案外良く、ただ、腹部は腹水で少し膨満しているようだった。

「今、お父さんのことをみんなで話してたんですよ。病院を出ていかなきゃいけないんだって。お父さんも聞いてる？」と、芳美が聞く。

「そうみたいだね。ちょうどいいじゃないか。家に帰れるんだろ」という弘の言葉に子どもたちは少し呆れた表情をしながらも苦笑している。

「いつも父と話すとこんな感じになるんです。こっちの思いはあんまり関係なく。まあ、昔から自由な人だったんです。母も大変だったと思いますよ。父なら、そう言うかとは思ってはいたんですけど。さっきまでのみんなの話が台無しですね」と、次女の涼子が話す。

「でも、お父さん。家に帰るっていってもお母さんも大変でしょ。お父さんも前みたいに動けるわけじゃないんだから。お父さんもお母さんも、病院の方が楽なところもあるんじゃないの」と、芳美が言う。

「帰ったら帰ったでなんとかなるんだろ。だから、みんながこうやって集まってくれてるんだろ」と、弘はサラッとした口調で話をする。

「でも、これまで病院でしっかり見てもらってたのに、病気のこと心配じゃないの?」と芳美が聞くと、弘は顔に笑みを浮かべた。

「今更心配してもさ。俺も俺の体のことはわかるよ。別に先生からいろいろ聞かなくてもさ、こんなにお腹に水が溜まったり、なんかいろんな薬飲まされたり。まあ、あんまり長くないんだろ。ちょうどよかったんじゃないか。そうでもないとお前ら、家に返してくれないだろ」。弘はゆっくりとしっかりと子どもたちの顔を見ながら話をする。ここまで話して少し苦しいのか弘は大きく息を吸った。

「お父さん、頑張って話さなくてもいいよ。話すのも大変そうだけどさ、でもお父さんにはまだまだ元気でいてほしい。抗がん剤とか放射線とかもうできないって聞いてた?」。呼吸を整えた後、のんきそうな顔をしている弘とは対照的に、芳美は真顔で弘の方を見つめている。

「俺はもともと抗がん剤の点滴とか嫌だったんだよね。1週間やって、1週間休んだりするけど、それをやってるときは気持ち悪いし、頭は痛いし、ご飯は美味しくないし。死ぬより地獄な感じだよ。まあ、お前らは続けてほしいって言ってたけど、俺はやめたかったのが本音だよ。どうせ、そんなに効いてないいんだろ」と、弘は割り切った口調ではっきりとものを言う。

「まあ、お父さんの気持ちはわかった。うん、わかった。でもさ、お母さんはどう思うかな。病気の治療のことも、家に帰ってくることも。本当は今日も来たがってたんだけど。そんなに体調も良くないみたいでさ」と一輔はずっと父の車椅子の横に座ったままで話をする。

「でもさ、一輔。母ちゃん、俺のこと大好きじゃないか。俺と一緒にいたいと思うんじゃないか」。家族のいろんな複雑な悩みを、弘はそのひと言で片付けたのである。

病院以上にこれからの時間を幸せに、元気に

その言葉を聞いて、芳美は下を向いて苦笑いをしたあと、顔をあげて話し始める。

「しろひげ先生、でしたっけ。お父さん、家に帰ったらこの先生が見てくれるんだって。がんのこととかもしっかり見てくれるって。さっきから話してたけど、しっかりした先生だと思うよ」。

芳美は父親に白旗を上げて、いろんな現状を受け入れることにしたようだ。

「姉ちゃん、僕たちもできれば代わりばんこで泊まり込んだりしてもいいかな、って思うんだ。まあ、なかなか大変かもしれないけど。これまであんまり親孝行してこなかったからさ、ねえ、父さん」と一輔がいう。

弘は、「別にお前ら来なくていいよ、母ちゃんとラブラブするからさ」とやはり気楽なことを言っている。

「弘さん、初めまして。しろひげ在宅診療所の医師の山中です。ご自宅に伺うお医者さんをやってます。今、痛みやだるいなどはありますか。あと、お腹が張ってたりとか、どうですか」と私の方から、この日初めて病気のことについて質問する。

「まあ、痛いとかだるいとかいろいろあるけど、抗がん剤をやってたときよりはマシかな。痛みは日によっても違うんだ。お腹が張ってくると、気持ち悪くなったり、息苦しくなってくるね。おととい腹水を抜いてもらってからちょっと楽になってるけどね。これから、家で先生が見てくれるんだね、よろしくな」と話す弘の口調は生粋の江戸っ子っぽさを感じさせる。

「娘さんも最初に気にされていた腹水ですが、家でももちろん抜くことができます。でも、なるべく抜かなくていいようにしたいんです。腹水のなかには大事な栄養もあるし、抜くことで血圧が下がったりもするし。病院の方で、退院の前に腹水を最後に抜いてきてもらうことと、退院までの期間、ちょっと水分の制限をしてもらえるとありがたいです。その後は、できるだけ自宅で薬の調整をしながら水がたまらないように調整しようと思います」

緊張感のある行ったり来たりの話し合いだった会議当初と比べると、弘が入ってから会議室の雰囲気も緩和され、かえって前向きな話し合いになっている。もちろん、実際には家族みんなで改めて話し合ってどうなるかはわからないし、この場の空気だけで実際の介護体制について決めてしまうわけにはいかないだろう。まだ、3人の姉弟全ての気持ちの整理ができているわけではない。ただ、実際に1週間後には退院はしなくてはいけないという現実がある。

これ以上の長い会議に弘を付き合わせることはさすがに体に障るだろうと判断し、一旦病室に戻ってもらうことにした。

「後ほど、ご家族の皆さんには弘さんの病室に行って、もう一度話してもらうこともできますので」と、相談員の峯岸が弘と家族の両方の顔を見ながら話をした。

「みんなありがとな。これからよろしく」と、手を振って最後まで気楽な雰囲気を部屋に提供してくれながら、弘は看護師に車椅子を押されて出ていった。一輔は弘が部屋の外に出るまで見送ってから、席の方に戻ってきた。

私と随行看護師は次の診察があるため、家族と病院の皆さんに挨拶をした上で、先に退出させてもらった。最後にひと言、「お父さんとお母さんが二人で生活するとしても、それをしっかり支えられるような介護の体制を整えることを約束します。あと、病院以上にこれからの時間を幸せに、元気に過ごせるようサポートすることを約束します」とだけ伝えさせていただいた。

その後、１時間ぐらい家族としろひげ在宅診療所のケアマネと訪問看護などがその部屋に残って、今後の介護体制について話し合いをしたということだった。結果としては、予定どおりコロナ病院になる前日までは病院でサポートをしてもらい、それまでに自宅にベッドの導入やヘルパーの段取りなど介護体制を整えることになった。

「やっぱり、家はいいな」

いろいろあったが、弘はなんとか無事退院することになった。私たちの診療所で自宅における生活のサポートをすることについても理解をいただいた。最終的に、まずは病院で弘が語った思いを優先させてあげようということに家族が決めたとのことだった。

会議に出席していた在宅診療所のメンバーがそろって、退院日の午後に自宅へ初回訪問に伺った。その日に同席できた家族は、長女の芳美と初対面である弘の妻の春代だけだった。涼子と一輔は仕事の都合で来ることができないとのことだった。弘は1週間前と比べて少し痩せた感じはあったが、目にはしっかり力があり、家に帰ってきた嬉しさが表情に溢れている。退院して間もなかったこともあり、外出用の私服のままだったため病院の入院着の時よりもかなり若々しくもみえた。

この日の午前十一時ごろ退院し、私たちが伺ったのは午後二時ごろだった。部屋には新しい介護用のベッドが導入されていたが、弘は先ほどまで遅めの昼ごはんを食べていたようで、台所のテーブルの前に車椅子に乗って座っていた。出された食事もほとんど食べられていたようだった。

「やっぱり家で食べる食事はなんか美味しいね。病院のは味気なかったよ。特に、抗がん剤をやってるときは何を食べても鉛を口に入れてるような感じだった」

弘は、車椅子の上で首を捻って家をぐるっと見渡しながら、「やっぱりいいいな」としみじみと話す。その嬉しい気持ちを、私たちや家族にも伝えたかったようにも思えた。病院では妻の春代の体調があまり良くないと聞いていていたが、この日は比較的元気そうに見えた。春代は、最初はずっと椅子にも座らず台所に立ちっぱなしで、お茶の準備をしたり、ウロウロ部屋を歩きまわっており、大勢きたことに緊張もあるのか、何か落ち着かないようだった。

「奥さん、ちょっと座ってもらってもいいですか。初めまして。こんなにたくさんの人が来てしまってすいません。なんか驚きますよね」と私が話したあと、今後自宅でのサポートに関わる一人ひとりが改めて自己紹介をさせてもらった。

家族はがんばりすぎないで

「お腹もスッキリしましたね。腹水は退院前に抜いてきてもらったんですね」。退院前の会議の時には、お腹だけが腹水でぽっこりしていた。芳美は少し心配そうに尋ねてくる。

「この前の会議の後に、しろひげ先生から自宅で腹水の管理もできますよ、って言ってもらったんですけど、今後大丈夫でしょうか。退院する日の朝に抜いてもらったみたいですけど、退院までは１週間に２回は抜いていたみたいだったので」

「私の方からも病院に、あの会議から退院までに少し、飲んだり点滴する水分を減らしてもらうことと、退院直前にＣＡＲＴという大事な栄養だけ体にもう一度戻す腹水穿刺をお願いしていました。もちろん、今後家でも私の方で腹水を抜くことはできるのですが、なるべく抜かなくていいように調整しようと思います」と説明をする。

「でも、病院でも腹水はずっと溜まっていたのに、家で溜まらないようにできるもんなんですか」という芳美の疑問はもっともである。

「腹水は、溜まると息苦しくなったり、食欲がなくなって吐き気がしたりと大変なんですけど、抜いたら抜いたで結構疲れたり、ぐったりしませんか」と聞くと、弘は頷く。

「正直、何度も針を刺されるのも嫌なもんだよ。一度、水を抜いたあと血圧が下がりすぎて意識がなくなったこともある。一旦苦しさは楽になるけど、体力も一緒に奪われる感じはあるよね」と、お腹をさすりながら話をする。

「ただ、お腹に水が溜まらないようにするには、弘さんやご家族にも協力をしてもらわなくてはなりません」

「協力？　私たちにできることですか」と、妻の春代は心配そうな顔をしている。

「病院ではほとんど水分制限がなかったみたいですし、あまり飲めないときに点滴もしていたようなのですが、水分はなるべく控えてもらうようにしようと思います」と説明する。妻の春代は少しモジモジとしながら、質問してもいいのかなとやや躊躇していたが、その雰囲気をみていた娘が「聞きたいことあったら聞いたほうがいいよ」と促していた。何度も頷くようにして春代が声を出した。

「先生、でも脱水は心配です。体は前よりずっと痩せてしまってるし。手足もこんなに細くなって。この人、結構喉が乾くって言ってもともとよくお茶とか飲むんですよ」

「そうですね。お腹は膨らむけど、体は以前より痩せてきてるから心配ですよね。でも、今これ以上水分を取っても、お腹に溜まるだけで体にそれがまわっていかないんです。それは点滴しても同じです。お腹に水が溜まっているときには、その中にも十分栄養があって、体が必要なときにはそこからそっと栄養を与えてくれるんです。無理にお腹の水を増やしてそれを無理に抜いちゃうと、すごく疲れるんです。だから、なるべく水分は摂りすぎないようにしたほうがいいんですよ」と説明しても、当然、まだご家族は不安そうな顔をしている。私の方で話を続ける。

「あと、お父さん、帰ってきて嬉しそうですけど、やっぱり体はだるいですよね」と聞く。

「まあ、そうだね。だるいのはだるいかな。でも、これはずっとだし、抗がん剤してた時よりはずっとマシだよ、ほんとに」と弘は答えてくれる。

「腹水が溜まるのも、体がだるいのも、がんによって炎症が起きてるからなんです。病院では出てなかった薬ですが、今日、デカドロンという薬を出そうと思います。炎症を抑えることで、腹水も溜まりにくくなるし、多少はだるさも取れますよ。食欲が出る人も少なくないです」。家族は心配そうに話を聞いているが、弘はあっけらかんとした表情をずっとしている。

「俺はさ、家に帰ってこられただけでまず幸せなんだよ。水を飲まないようにどこまでできるかわかんないけど。まあ、もうどっちにしても病院には行きたくないから、この先生の言うこと全部聞くことにするよ。病院では、俺や家族にこんなに丁寧に話してくれることもなかっただろ。まあ、なるようになるだろ」と弘が話すと、芳美も春代も苦笑いをしている。

「若いときから、私はいつも心配性。この人はずっと明るくて前向き。でも、いつもそれに救われてきてるんです。これからこの人と一緒に家で私に何ができるかわからないけど、いろいろ不安だらけだけど、この人はもう病院は嫌みたいですしね。先生にぜんぶ任せます」と話す春代の表情は前向きな気持ちで、何かを振り切れた顔にみえた。

「私の力は決して大きくないと思います。お医者さんができることはほんの一部です。だからと言って、家族が頑張りすぎなくて大丈夫です。今日、一緒にきた看護師やヘルパー、そして介護全体を調整してくれるケアマネさんたちにたくさん甘えてください。弘さんはもちろんたくさん甘えてください。夜も土日も困ったり、辛かったらいつでも連絡ください。そして、ご家族は愛情だけをしっかりと注いで、それ以外の生活のこととかなんでも出来るだけお任せしたほうがいいですよ。例えば、お風呂の介助などもしっかり手伝ってもらいましょう」と私が話すと、一緒にきていた訪問看護の濱本も、

「お風呂ももちろんお手伝いしますし、髪の毛とかも美容師さん並みに切らせてもらいますよ。痛いとき、苦しいとき何でも頼ってください。お医者さんよりも日頃のことは頼りになりますよ。同じ診療所なので先生ともいつも情報はやり取りしてますので、安心してください。もう少し暖かくなってきたら、一緒にお花見とかにも行けるといいのですが。美人看護師みんなでサポート

しますよ」と、柔らかい表情で話すと、私が説明しているときよりも家族は安心したような表情をみせていた。

それでも家で見られますか？

この日は、初めて自宅に伺ってその環境を確認させていただくとともに、関係職種の顔合わせが主な目的だった。先ほど説明したデカドロンというステロイドと、頓用で苦しいときに使われ「レスキュー」とも呼ばれる麻薬のオプソを処方した。

「このオプソという薬は痛いときだけじゃなくて、苦しいときにも気楽に使っていいですよ」と説明すると、弘は、「病院でも同じ薬が出てたけど、痛みが強いときって言われていたので、我慢できる痛みだったからほとんど使わなかった」と話す。

家を出るときに芳美に見送ってもらう雰囲気を装って、玄関の外に私たちと一緒に出てくるように私から手で合図をした。

「今日はありがとうございました」。芳美は頭を深々と下げる。

「お父さん、嬉しそうでしたね。病院で見るよりも元気そうで、いい顔してましたね」。玄関のドアの外に出て、扉を閉めて本人に聞かれない場所で話す機会を作ることにした。私の方から話を続ける。

「今回、病院のゴタゴタでいろいろ大変でしたね。でも、正直いうとお父さんやご家族にとっては、一つの大切な機会になったのかもしれないと思います」

「大切な機会?」と、芳美が聞き返す。

「この前の病院でも話をしましたし、これまでも病気のことについてはある程度聞いていただいていると思いますが、お父さんの病気は「治す」という段階ではないのは事実です。今は本当にいい状態であるのは間違いありません。ただ、がんの終末期である、という現実のなかでのいい状態なんです」

「そうですよね。がんが治っているわけではないし、やっぱりここからもっと良くなる、というのは難しいですよね。私たちも退院前に家族で話して、そこはお互いに受け入れてきてはいます。なかなか気持ち的には辛いのは事実ですが」。少し唇を噛み締めながらも、父の病状への受け止めは入院中よりはできてきているようだった。

「私たちの診療所で、がんという病気をずっとみていて、患者さんがすごく苦しむとか、薬で何かおかしくなるとか、そういうことはほとんどありません。最期の時間まで穏やかに過ごしてもらえることが多い。ただ、お伝えしなくてはいけないのは、ここからの変化はとても早い可能性があるということです」

「変化が早い、っていうのは、病気がどんどん進むということですか。それでも苦しくはないんですか。それでも家で見られますか?」。なるべく中に声が響かないように、抑えめのトーンで会話をしていたが、芳美は少し早口になり、声も大きくなっていた。自分がやや興奮したことに気づいたようで、恥ずかしそうに落ち着こうと大きく深呼吸をしていた。

「がんという病気の特徴として、ちゃんと麻薬やステロイドでその痛みや苦しみを調整してあげると、薬の副作用も出にくいし、病気による大変さは抑えてあげることができます。よく自宅での介護が大変だと家族は言われるが、患者の痛みが落ち着いていないとか、ずっと苦しんでいて夜に眠れていないとか、苦しみから精神的な不安定さが出てくるとかは、医療者側がちゃんとその症状をサポートしてあげていないケースがほとんどです。その苦しさに、家族や介護に関わるスタッフが気づいて医師がしっかりとその症状に向き合う技術や知識、そして寄り添う思いやりを持つことで、病院以上に自宅での患者さんの苦しさは出にくいとは思います」と伝えた。

残された時間

「それを先生から聞くとすごく安心はするんですけど、でも一方でわからないのは、苦しまないのに悪くなるんですか。この人がこれから最期に向かっていくというのがまだ信じられなくて」。このような芳美の疑問は、多くの患者家族からよく聞かされることだ。

「はっきりと話をさせていただくと、間違いなく早い段階での変化があります。病院での画像なども見せていただいていますが、がんがあること、広がっていることには変わりありません。

抗がん剤などの延命効果がないことも話をさせていただきました。がんじゃなくても、人は必ず最期の時間がきます。それが早い人もいれば、ゆっくりとその時間にたどり着く人もいます。お父さんは、今からその変化が早い時期にきています。その変化に対応するために、そして、今からの時間を本人も家族も大事にしてもらうために私たちがいると思ってください」

「どのような変化がありますか?」。少し話が長くなってきたため、あまり芳美を外に引き止めていると患者本人が不自然に思うかもしれない。そう感じながらも、帰宅後最初の日にしっかり家族からの質問に答えておくことはとても重要である。芳美の病状への理解のあり方が、本人への接し方や他の家族への説明にも大きく関わってくる。

「これまで当たり前にできたことが少しずつできなくなります。前の週まで当たり前に話ができていたのに、言葉が出にくくなる。水分や食事が取れていたのが、急に摂る意欲がなくなったり、摂ってもむせこんだりするようになる。少し動けていたのが、急に動けなくなる。これは全て、加齢に伴う変化で誰にも訪れることなのですが、がんの最期の時間が近づくと、このスピードがかなり速くなります」。

外の気温はまだ秋口でそれほど寒くはないが、風が強くなってきた。その風で芳美の顔に長い髪が覆いかぶさった。芳美が髪を振り払ったその下の表情は少し不安げにみえた。

「その時間が、もうこれからは早いということですか。すいません。何度も同じことを聞いてますよね。わかってはいるんですけどね……どれくらいの時間でしょうか、父に残されているのは」

「長くて3ヶ月くらいだと思います。この数週間で、先ほど話したような変化が起きる可能性もないわけではありません。今見ていると、今日とか明日ではないですが、とにかく、今を大事にしてほしい、それだけは伝えたいと思います」

芳美は頷き、「そろそろ戻らなきゃ心配しますよね」と言いながら、ドアノブに手をかけた。

「いつでも連絡してください。不安なことやちょっとした変化があれば、遠慮なく誰にでも24時間頼ってください」と言い残して、その場を離れることにした。

がん終末期の包括医療制度

最初の自宅への訪問から1週間が経った。週に3回訪問看護に入ってもらい、私たちは毎週1回訪問させていただくことにした。

国の制度上、「がんの終末期」という判断を医師がした場合には「包括医療」として、医師や看護師の訪問回数、患者への医療措置にかかわらず、費用を一律とすることができる。診療所側が在宅診療の制度をしっかりと理解していれば、患者や家族にとって金銭的な負担が少なく、それでいて必要不可欠な妥協のない医療の提供を提案することができるのである。

今回の事例においても、金銭的な負担が変わらないなら、可能な限りの医療、そして家族を支える介護サービスに入ってもらいたいという希望があった。「がんの終末期」という言葉を聞くことは家族にとっては辛いことかもしれないが、本来、介護保険で介入すべき訪問看護が「医療保険」という枠組みで入ることができるようになる。それにより、介護保険で対応できるヘルパーや訪問入浴などのサービスを「枠」を気にせずに幅広く潤沢に使えるようになり、医療保険とは別負担となる介護保険による金銭的な負担も軽減することになる。

「毎日、誰かが来てくれて父もなんだか嬉しそうです。私たちも安心して過ごせています。私たちがいない間にヘルパーさんや看護師さんが訪問してくれたときも、ノートに状況を細かく書いてくれていて。父が病院にいた頃は、みんなソワソワしながら気にはなるけど、病院のことはよくわからなすぎてどうしようもなくて。今は家族みんなが、なんとなく落ち着いて過ごせている気がします。姉弟3人で久しぶりに協力しあっている感じもあって、これまでの人生で一番親孝行できてるかもね、ってお互いに笑っています」

芳美が仕事を休んで診察に同席してくれていた。訪問看護やヘルパーが介入する時には必ず家族がいるというわけではない。医師の診察時にはなるべく家族の誰かに同席してもらって情報共有できるようにお願いはしてあった。

『願いのくるま』

この日、事前に家族に許可を得て、私と随行看護師以外に一人の女性を連れてきた。

「初めまして。『願いのくるま』という事業をしている看護師の酒井と申します。今回、しろひげさんから紹介をいただきました。私たちの事業は、いろんな方からの寄付で成り立っていて、病気で寝たきりが続いている患者さんの思いに合わせて、ご家族ともどもご旅行ができるようにお手伝いをしています」。

酒井は、名刺と団体のパンフレットを渡して簡単に事業の説明をした。患者本人の前では「がんの終末期における最期の思い出づくり」ということは言えないが、実際にはそういうことである。

「これまで私の患者さんの何人かは、この『願いのくるま』にお世話になっています。退院してからこの1週間で弘さんの病状がちょっと落ち着いてきたことを、訪問看護とも相談して確認できたので、外出なんてどうかな、と思いまして。奥さんと娘さんには電話で事前に話をしていたんです。弘さん、どこか行きたいところはありますか」と、随行の看護師がバイタルを測っている横で私の方からも話をさせてもらう。

「先生にこの前もらった薬を飲んでから、息苦しさやだるさはすごく楽になった感じがある。こうやって話すのもあんまり息切れしない。なおっちゃったかな」と、弘はベッドから体を起こして横を向き、足を下に降ろしている。弘は看護師が測り終わった血圧を気にしており、「幾つだった？」と聞いている。

「血圧も脈も酸素もバッチリですよ」という看護師の報告を聞いて、ニコニコしていた表情にさらに笑みが広がっていた。

「俺はさ、特にどこも行きたいとかないけど。こんな体で本当に行けるのかね。ちょっと楽になったけど、俺、がんなんだろ。病院だと中庭にも出してもらえなかったよ」という弘の話を受けて、芳美が言葉をつなぐ。

「電話で先生から話を聞きました。入院しているときはそんなの到底無理という感じだったけど、家に帰ってきてからの父の雰囲気を見ていると、どこか連れて行ってあげたいという気もしてきました。もちろん、この状態で行けるなら、ですけど」

「お母さんはどうですか？　お父さんとどこかに行きたいとかないですか。思い出の場所とかあればいいですけど。私たちは看護師でグループをつくってやっている団体なんです。もちろん、旅行に行くときには看護師も一緒に行かせていただきます。これまでもいろんな病気の方々がいて、弘さんよりもっと病気が重い方もいました。スカイツリーとか山梨の温泉とか、日帰りで行けるところならどこにでもご一緒させていただきますよ」

診察をしている私と随行看護師の後ろにいた酒井だが、ベッドの横に来て、血圧測定が終わった弘の手を握りながら妻の春代に話しかける。

「母ちゃん、どこか行きたいとこないかだってさ。昔行った、花摘みとかどうだ、お前に花のプレゼントしたとこだよ、あれどこだっけ」。弘は、手を握られている酒井からの話を聞いてとても嬉しそうだ。普段は、私や看護師が来ても病気に関わる話が多いので、なおさら嬉しいのだろう。

「花摘み……相当昔の話だねえ。「プレゼントな」って言葉があなたから出るなんてね。そんな時期もあったかしら。この数十年はどこにも連れて行ってもらってないですから。本当に若い頃の話。この子がまだ小さかったときくらいじゃないかな。千葉のどこでしたっけ。今でもあるんですかねえ」。前回の訪問時はあまり話をせず、緊張気味だった春代も、今日は少しリラックスした雰囲気で話をしてくれている。それだけでも、酒井に来てもらった甲斐があった。

「お前のために行くんだよ」

「花摘み」「千葉」というキーワードが出てきたので、私の方で携帯で調べてみると、いくつかそれらしいものが見つかった。弘と妻の春代に画像を見せてみる。

「いろいろあるんだねえ。そうそう房総の方でさ。ここかな、千倉、千倉。お前覚えているだろ。結構前だよな、行ったの。おかげで思い出したよ」と、弘が子どものようにはしゃいだ声で春代に携帯の画面を指差している。

「はいはい、そうでしたね。でも、お父さん、もともとそんなに花とか好きじゃないでしょ。あのときもなんだかイヤイヤ行っていた感じがしますよ。私と芳美が花を見てるときも、確か一人で何度もタバコ吸いに行ったりしてたでしょ。ちょっと遠いですよね。あのときでも、お父さん、帰ってきて疲れた疲れたとか行っていた覚えがあります」と、春代は懐かしそうに話をし、芳美もその横で微笑んでいる。

「いいですね。素敵ですね。花摘みって、私はその言葉自体初めて聞いたけど、これを見ると南房総ではいろんなところでやってるんですね。季節も12月の後半くらいからはちょうどいいみたいだし、行きましょうよ、ねえ、弘さん。しろひげ先生、どうですかね」。酒井も私の携帯を一緒に見ながら、その写真や内容を確認している。花摘みというと春先のイメージがあったが、1月から3月前半ぐらいがピークのようだった。あと2ヶ月足らずで年明けになるが、弘の病状がそれまでにどう変化をするかについては、絶対に大丈夫とも絶対にダメとも本来言えるはずもない。ただ、弘にさまざまな大きな変化が起こりうる時期であることは間違いない。

「行けると思いますよ。なんの問題もないです」。私としては、大丈夫と伝える選択肢しかなかった。それは決して「嘘」ではなく、仮にこれからどのような変化があっても、本人や家族の「ラストドライブ」に大丈夫ではない時期はないと思っているからである。

「しろひげ先生は、これまでも同じような病気の方々のご旅行までの体調管理、いつもうまくしていただいていますよ。年末から年明けぐらいにかけての時期で、花摘み、どうですか。私もぜひ一緒に行きたいです」。酒井は穏やかで柔らかい言葉と表情で話をする。

「いつも一緒に外出しようとすると、「いいよ、俺は」とか言う人だけど、どうなんですかね。

あなた、行く？　行きたい？」と春代が聞く。

「バカだなあ。俺が行きたいんじゃないんだよ。お前のために行こうかなって思ってるんだよ。昔もそうだっただろ」。弘は笑っている。話が長くなってきたが、初診時と比べて息切れなども見られない。

「優しいんだか、優しくないんだかわからないですけど。まあ、優しいんでしょう。お母さん、その優しさに甘えましょうか。酒井さんにこれから段取り進めてもらったらどうですか。私たちしろひげの方はそれまでの間、しっかり体調管理をサポートさせてもらいますから」。そのように話をした。この１週間の体調の変化や夜間の睡眠の状態、頓用での痛み止めなどの使用状態を確認し、夜間や土日など状態変化があればいつでも連絡するよう、再度伝えた。

「家に帰ってこられてよかった」

『願いのくるま』の話と診察が一通り終わって、看護師ともども外に出た。前回同様、玄関の外に娘の芳美をそっと呼び出して今の状態についての話をする。

「先生、父の状態は実際どうなんでしょうか。家に帰ってきて本当に嬉しそうで調子が良さそうなのは間違いないんですが。食事も結構食べてくれています。でも、さっき先生たちが話していた外出とか、大丈夫な状態なんでしょうか」。

少し寒くなり始めた屋外で、芳美と私と随行看護師の3人が手をさすりながら話を続ける。

「もちろん、私たちも神様ではないので、お父さんの状態がこれからどうなるのかを全て言い切ることはできません。娘さんには正直に言うと、病気の状態からすれば、これからいついろんな変化があってもおかしくはない、それ自体は全く変わらない事実です。前回から飲み始めてもらったステロイドという薬で体全体の炎症が治まって、今は体が楽に感じられて、呼吸もしやすくなっています。食欲が回復しているのも、薬が効いているからなのは間違いないです。ただ、病気が治ったわけではありません。もちろん、娘さんもそれはわかっていると思うのですが」。

これまで何度かしてきた説明を、あえて繰り返した。

「それでも、外出は大丈夫なんでしょうか?」

「先ほどお父さんも言ってたんですけど、私たちが外出をお勧めするのはお父さんのためだけじゃないと思っています。お母さんや娘さん、ご家族の方々がお父さんと過ごせる、その時間を大事にする、そこが一番大切なのかなと思っています。たくさん写真を撮ったり、特に思い出の場所だったらお母さん、すごく喜んでくれるんじゃないですかね。もちろん、体調については、また行く直前に確認しなくてはならないんですけど。でも、ある程度の状態変化ならばなるべく行かせてあげたいなと私たちは思っています。あとはご家族のご判断にはなりますが。今、全部が全部決めなくてもいいし、決めてから断ることももちろんできますから」

「ありがとうございます。いつも来る訪問看護さんも、ヘルパーさんも、先生方も、そして今回の『願いのくるま』さん、本当に皆さんで支えてくれて、いろんなことに配慮をいただいて……感謝の気持ちしかないです。病院のトラブルが起こったときはびっくりしてどうしようかと思ったけど、結果、家に帰ってこられてよかったと、姉弟みんながそう思っています。ケアマネジャーさんもこの前、車椅子を準備してくれて。これから寒くなりそうですけど、外に出られるときは出してあげたいですね。花摘みまで行けますかね」

退院前後において不安そうな表情をずっとしていた芳美も、最後の言葉などは決して悲観的ではなく、前向きな気持ちが含まれていることが伝わってきた。

普通の生活が送れる幸せ

その後、年末まで弘の病状は比較的安定していた。週末には家族で一緒に、公園などに散歩に行ったりもしていたとのことだった。動いた後には少し苦しくなることが増えていたので、在宅で酸素を吸入できる機械を自宅に置くことにした。同時に移動用ボンベもつけてくれるので、外出時には必ずそのボンベを持っていっていた。

しろひげの訪問看護師たちも何度か外出に同行して、一緒にコンビニで買い物をしたものを公園で買い食いしている写真などを見せてもらっていた。平日の夕方には、娘さんと二人で診療所まで訪れてくれることがあって、私たちの職員ともいつの間にか顔見知りになっていた。地域住民を集めて行ったしろひげクリスマス会には、車椅子で酸素を吸いながら弘さんとそのご家族が来てくれた。少し疲れたのか、途中で帰られた様子だったが、翌日に診察に伺うと「楽しかった」と言ってくれた。鼻からの酸素をつけている時間が長くなり、苦しい時の頓服の麻薬の量も少し増えてきたが、笑顔はずっと変わらないままだった。ただ、長く話すと疲れるらしく、少しずつ口数は少なくなってきたようだった。

「弘さん、来年の1月の後半くらいに花摘みに行くことに決まったみたいですよね？　酒井さんともその話はされてますか？」。訪問時に確認をする。

「うん、行く。この前、酒井さんが来てくれて、母ちゃんと芳美とも、なんか打ち合わせしてたみたい。俺、大丈夫かな。行けるかな」。笑顔のなかに、自分自身の病状の変化も感じている様子で、少し心配そうな顔をする。最近は安静時にも鼻から酸素を入れる管をつけており、常に1リットルの流量で流している。動いたあとは3リットルぐらいまで酸素を上げると楽になるとのことだった。

この日の診察は春代だけが同席しており、子どもたちは誰もいなかった。毎週訪問しているとそのような日もある。ただ、夜間においては姉弟の誰かは泊まりにきているとのことだった。定期的な診察が終わった後に、いつもは芳美が玄関まで見送りに来てくれていたが、今日は代わりに妻の春代が来てくれていた。外には出ずに、玄関での立ち話となる。

「もうすぐお正月ですけど、ご家族皆さんで集まられるんですか？　来年の花摘みも楽しみですね」

「病院から帰ってくるときには、あの人の顔を見るのもなんか怖かったんです。がんでもう余命もないと聞いていたから、どんな顔で会えばいいのかもわからなくて。だから、入院中も私は体調が悪いからって病院には全然行かなかったんですよ。でも、本当に家に帰ってきてくれてよかった。あのまま病院で一人のままにさせなくてよかった。もともとみんなで集まるのが大好きな人だから」

その後も玄関口で春代は、何度も感謝の言葉をこちらに伝えてくれた。病院から在宅診療に移るときには抵抗を感じる家族も決して少なくない。ただ、その後の関わり方によって、春代のように「自宅で一緒に過ごせる」という普通の生活が送れる幸せを感じてもらえることが多い。お正月を迎えることも、花摘みもとても楽しみです、という春代の言葉を聞きながら、弘の自宅を退出させてもらった。

ラストドライブに向けて

「ラストドライブ」は1月の最終の週末と決まった。

お正月に一度、弘の体調が悪くなり往診に呼ばれた。呼吸苦と全身のだるさが出てきて、集まっていた家族が心配になったとのことだった。訪問すると、そのときの症状への心配とともに、「花摘みに行くのは難しいんじゃないか」、「もう十分父は頑張ったと思います」、そんな話もそれぞれの口から聞こえてきた。確かに年末から比べると全身状態が落ちているのは明らかだった。酸素の量を増やし、オプソという頓服の麻薬を服用してもらうとともに、ステロイドの筋肉注射をした。

処置をしてから30分程度経つと、「少し楽になった」と弘は言うが、それでも数週間前と比べると話すときの気だるそうな雰囲気が隠せなくなっていた。それでも、私が部屋を退出するときには、「先生ありがとな。うちの母ちゃんが作ったおせち持っていきなよ。どうせ俺みたいな患者がいるから正月も休んでないんだろ」と、こちらを気遣いながら明るく振る舞っていた。それを受けて、玄関口で春代がかなり大きなタッパに詰めたおせち料理を持ってきてくれた。

「今日も家族みんなが集まれて、こうやってお正月にまで先生や看護師さんたちも来てくれて、この人は幸せな人だなあと思いますよ」。先ほどまで、ベッドサイドではさすがに心配そうな顔をしていた春代だが、弘のこれからの変化についても次第に受け止めができてきた様子であり、玄関口での表情には笑顔もあった。

「花摘みには無理に行けなくても……」と話そうとされていたが、「いや、お母さん。弘さんはお母さんにこそ行ってもらいたいんだと思いますよ。確かに、少しずつ病状は進んでいます。これからの病状の変化は神のみぞ知るですが、あと数週間、楽しみにしましょうよ。私たちも精一杯頑張りますから」

おせちを受け取り、そのお礼を言いながら退出する私に、春代は何度も頭を下げてくれた。その後ろで、お正月に集まった家族も笑顔で見送ってくれていた。みんなが数週間後の花摘みが「ラストドライブ」になることは理解していた。

「母ちゃんのため」

もともと私の定期訪問日は火曜だったが、１月の最終週末前の金曜夕方には訪問看護の濱本と私、そして『願いのくるま』の酒井も同席して、「ラストドライブ」前の最後の状態確認のために弘を訪れた。

「弘さん、調子はどうですか？」。私よりも先に濱本が弘に近づき、声をかける。

「うん、そうだな。まあ、いいとは言えないかな。でも、大丈夫」と、鼻に酸素をつけながら、以前より小さくなった声で精一杯言葉を紡いでくれた。

「明日ですね。楽しみですか、ねえ、お母さんも楽しみですよね」と私から話をする。

「でも、お父さん、無理しなくてもいいですよ。なんだか昨日あたりからちょっと息苦しそうだし、私はもう十分ですよ。明日は中止にする？」と、春代が言う。

「バカだな。お前のために無理するんだよ。そのために頑張ってるんだから。頑張ってきたんだから」と弘は少し笑いながら話す。この日は、姉弟みんながベッドサイドに集まっていた。

「母さん、みんなでここまで頑張ってきたんだから、親父にはまあ頑張ってもらいましょう。俺たちも明日は楽しみにしているよ」と話す一輔は、春代の肩を抱きかかえるようにしてベッド上の弘にも目線を送り、男同士で頷き合っている。

「私たちも準備万端ですよ。看護師2名としろひげの濱本さんも一緒に来てくれるって、安心ですよね。大きな車に家族の皆さんと看護師一名、そこには十分に横になれるベッドもあるし、酸素の機械もしっかり入れていきますから。その後ろに私たちのサポートメンバーと記録係も別の車で付いていきますから」と、酒井が弘と春代の顔を交互に見ながら話をする。本来は、『願いのくるま』の「ラストドライブ」には、私たち医療機関のメンバーは同席することはないのだが、家族の希望と訪問看護師濱本の強い思いもあり、濱本と当院の広報担当者も同行することになった。このような機会には、当然私も同乗したいのは山々だが、土日のほとんどは往診待機をしているため、江戸川区を離れることができないのが残念でたまらない。

「先生の代わりに私がしっかりサポートしてきますから、大丈夫ですよ。私の方が弘さんやご家族との付き合いは深いですからね」。その濱本の言葉は、全く否定できない。旅行のときにいろんな状態変化があった場合、今の弘の病期においては医療的サポート以上に、看護師による柔軟な介護的なフォローアップがある方が安心であることは間違いない。もちろん、必要な薬剤なども持っていくため、日頃の病態がわかっている看護師が「医療的サポート」も十分できる。さらに、医師よりも訪問看護師の方が圧倒的に本人や家族と日常的にコミュニケーションをとっており、その関わり方に深みもある。

「先生、心配しないで。元気に行ってくるから。母ちゃんのためだからな」

弘の「母ちゃんのため」の繰り返しは決して嫌味っぽくも押し付けがましくもなく、その言葉はかえって春代や子どもたちに心配させたくない気遣いのようにすら感じられた。

自宅で過ごせてよかった

「何もかもがすごく綺麗だったんですよ」

弘が亡くなったのは、「ラストドライブ」からちょうど1週間後のことだった。もともとこの週末の当直ではなかった濱本と一緒に、弘のお看取りに来ていた。濱本のポツンとこぼしたこの一言に、ベッドの周りに集まっていた妻の春代や子どもたちも涙を流しながら頷いていた。

「幸せだったね、お父さん。違うか、私が幸せだったよ」

春代は、穏やかな表情で笑っているような雰囲気さえある弘の頬をずっとさすっていた。

この日、朝の6時半ごろに春代から「呼吸が止まっている気がします」と落ち着いた声で私の携帯に連絡が入った。濱本と連絡を取り合って、7時過ぎには合流をして自宅に伺った。玄関口に芳美が迎えにきてくれ、弘の状態を確認する前に「ありがとうございました」と頭を下げられる。こちらも頭を下げて、まずはベッドのそばに向かった。

弘は、家族のみんなに囲まれるなかで春代にずっと手を握られていた。春代はこちらを見て立ち上がろうとしたが、「そのままで大丈夫ですよ。横にいてあげてください」と伝えて、春代の横で弘の最期を確認させていただいた。弘のベッドサイドには、1週間前の「花摘み」の写真が溢れていた。その写真を見ながら濱本は「綺麗だった」とそのときを思い出していた。

しろひげ在宅診療所の広報担当が花摘み当日に一緒に行かせていただき、たくさんの動画と写真を撮ってきていた。出発の朝には、私も自宅の前に見送りに行った。弘は大きなベッド付きのバンにみんなの手で運ばれて、こちらには親指を立てて「大丈夫」と言っているようにみえた。呼吸が苦しくなったときに使う麻薬や念のためにいろんな薬や注射薬も準備しており、看護師たちと最終的な確認をして出発した。

花摘みの現場での動画をみると、車椅子の弘が春代に自分でつくった花束を渡すシーンがあった。子どもたちに囲まれながら、弘が「結婚式みたいだな」とボソッと呟いていた。少し息切れする弘に寄り添う春代が誰よりも嬉しそうな笑顔を見せていて、「ほら見ろ、来てよかっただろ」と言わんばかりの弘の表情が印象的だった。家族みんなで花いっぱいに囲まれた集合写真は冬真っ盛りと思えない暖かさに包まれていた。

本当は帰りの道沿いに河津桜が咲いている川べりがあり、そこで昼ごはんを食べる予定にしていたが、弘にかなり疲れた様子があり、真っ直ぐ帰ることになった。車の中でもずっとカメラが回されており、ぐっすり寝ている弘の横で車窓からみえる満開の河津桜を春代や家族が眺めている姿がとても幸せそうだった。

「家に帰ってくることができなかったら、父のこんな穏やかな最期の表情は見られませんでした」。最期の日の玄関口への見送りを、芳美がしてくれた。

これは私たちにとっては聞き慣れた日常の感謝の言葉だが、一つとしてその最期に同じものはない。毎年、２００人を超える最期のときに接するが、病気と関わるのではなく、その人や家族の人生そのもの、日々の幸せに関わることが私たちの仕事である。

「自宅で過ごせてよかった」という当たり前の人の最期が守れるよう、これからも頑張りたいと改めて思った。

コロナ禍における患者の終末期の過ごし方

在宅診療にとっても、約3年間に及ぶ「コロナ禍」の時期は明らかに常軌を逸する状況だった。スタッフの間では「コロナ感染が怖い」ではなくて、「コロナ感染により働けない」という状態が広がることをみんな恐れていた。多くの病院が、「コロナ患者優遇政策」によってもともとの病床を「コロナ病床」に転換した。実際には患者が入らなくても、「予備のベッド」を開けておくだけで利益が生まれるシステムだった。本来なら、早期に手術を受けることができた患者、適切な救急搬送で救命できた患者、病棟での状態管理によって体調を整えることができた患者など、

「コロナ禍じゃなければ生かされた患者」もたくさんいた。コロナ病床によって、コロナ患者は生かされたかもしれないが、コロナではない「病床を必要とする患者」のいのちがかなり疎かにされた時期であった。その3年間は、病院から「なんとか在宅診療で緊急に受け入れてくれないか」という依頼が殺到した。しろひげ在宅診療所の在宅患者が開業数年で一千人を超えたのも、そのような背景に起因する。もともと病院に入院していて、重症度が高い患者で、最初は家族や本人も家に帰るのを必ずしも望んでいない患者の在宅移行を当院では一切断らなかった。

この時期においては、そもそも病院で受け止められなくなった患者の「最後の砦」の役割を在宅診療が行なっていた。だからこそ、私たちの仕事を止めることは絶対にできなかった。それでも、当然のようにコロナ禍は診療所内にも蔓延する。一方で在宅患者は増え続ける。医師、看護師、ドライバーは狭い車でいつも一緒に行動するため、その一人が感染すると、同行していたメンバーも濃厚接触者の扱いになり、芋づる式に多くの職員が仕事を休まなくてはならなくなる。ただでさえ人手が足りない上に、引き受けた患者はその日のいのちすらも危うい重症患者ばかり。自分がコロナになる怖さよりも、コロナ感染が広がることで、患者たちにとっての「最後の砦」が崩壊することが何より怖かった。一千人を超える重症患者が私たちの診療所で診られなくなると、当時においては困ったから病院に送ろう、そのような選択肢はあり得なかったからだ。

ただ、がんの終末期の患者やその家族の多くは、コロナ禍だからこそ、家に帰ってきたがった。病院や施設だと患者の病状にかかわらず、一切の面会が断られた時期だった。そもそも、この国の在宅での看取り率は約15％と、この20年間ほとんど変化がない。病院で最期を迎えることが当たり前であった。コロナ禍では、残る85％の患者が病院で家族や友人などに一切会うことができず、「孤独死」を強いられていたのである。コロナ禍で在宅に多くの患者が移行してきたのは、病院でのコロナ以外の重症患者への病床不足という要因とともに、患者が家族や大切な人たちと自宅で過ごしたいという思いが高まっていたのである。

自宅だからこそできること

限られた時間を残されて自宅に戻ってきた患者やその家族は、自宅に移った当初、介護の負担感や急変時の対応について心配をされる方がほとんどである。当然のことだろう。本来は、病院や施設だからといって、介護サポートが完璧なわけではないし、夜間などにずっとベッドの横に誰かが寄り添っているわけではない。患者の飲み込む力が弱まったときに起こる誤嚥性肺炎などは、家よりも圧倒的に病院の方が生じやすいと感じる。病院だと、介護職も限られた時間に多くの患者に対してルール感を持って忙しく食事介助をすることが多いが、家だと家庭環境に合わせて、またはその患者の状態に合わせて家族やヘルパーが柔軟な対応をすることが多い。病院だと患者本人の意向にかかわらず多少無理に食事の介助をする場合でも、在宅だと具合が悪そうなときには無理に食事や水分を摂らせることをしない。さまざまな感染についても、いろんな菌が蔓延しやすい病院と比べて、限られた介護職種だけが介入する自宅だと、感染症リスクも圧倒的に少ない。痛みや苦しみに対する薬の調整についても、誰よりも患者のことを愛して、その状態を把握している家族がしっかりと医療従事者に情報提供してくれることで、症状に合わせて、そして患者や家族の思いに合わせた緩和や治療を進めていくことができる。私は病院と在宅の両方で医師をしてきたが、終末期における医療については、病院でできることのほとんどは在宅診療でできる、または在宅の方が病院以上のことができると確信している。

私は、病院や施設の看取りだから患者やその家族が不幸せだと言いたいわけではない。ただ、「家で最期を過ごしたい」「家で最期を過ごさせてあげたい」という思いがある方々に、心のハードルなくその選択肢を選べるようにしてあげたいとは思っている。終末期だから外出してはいけないわけではない。特にコロナ禍では、どこか「外出することは悪」というイメージになっていた。本人への感染を心配するとともに、「こんな状態なのに外へ出すなんて」という周りの目線も気にされる方が多かった。

人生は一度きりしかない。コロナ禍であろうとなかろうと。終末期の患者がコロナにかかっていのちを失うリスクがあるのも事実である。ただ、コロナ禍を過剰に恐れて、一度しかない人生の最期の瞬間の幸せを奪われることも人生における大きなリスクである。がんの終末期だから外出してはいけないということは絶対にない。終末期における最期の時間の過ごし方は、患者のためだけではなく、残された家族のためという意味合いも大きい。

コロナ禍は社会的には「当たり前の日々」でなかったのかもしれない。がんなど特別な病気に罹ることも決して「当たり前の日常」ではないのかもしれない。それでも、患者やその家族がこれまで過ごしてきた「当たり前の幸せ」を少しでもがんの終末期という今の限られた日常のなかでも感じてもらう。それが、在宅診療において私たちがサポートする大きな役割だといえる。

たかだか一人の医師が患者の人生の最期の時間をどこまで背負えるのかと思うかもしれない。その通りである。私一人では決してそれは背負えない。だからこそ、いろんな介護職種の方々がその最期のときに向けてみんなで頑張る。そして、最期の時間を私たちが家族とともに、涙だけではなく笑顔もあふれるような瞬間にできるように、そして、患者が亡くなった後も家族や関わった人たちが後悔なく笑顔が続くように、そんなプロセスにご縁をいただける在宅診療という仕事ができる「当たり前の日常」を、私はとても幸せだと感じている。

［付録］在宅診療の原点、ケニアにて――医師じゃなくても人間として

ケニアでの訪問診療

「ドクターシーゲイ！　お前が来てくれてほんとに助かってるんだよ」

こんな言葉に引きずられて、ケニアには1年以上滞在をしてしまった。当時、現地でたまたま出逢って孤児支援とエイズ検査所をつくるパートナーになったダンからは、「お前、立派になったらしいな！　こちらにも来て助けてくれよ」というフェイスブックからのメッセージが令和になっても年に数回届けられる。

ナイロビから車で10時間以上離れたキスムという地域に拠点をつくった。さらに、そこからビクトリア湖周辺のスバという地域に数時間かけて移動し、湖畔から2人乗るのが精一杯の小さなボートでファンガノ島という離島に1時間以上の水上移動をして「訪問診療」をしていた。日々の生活には1年間で使ったお金は日本円にして1万円ぐらい（そんなにかからなかった気がする

が……）。現場の実態をプロジェクトペーパーにして、外務省に提出したら、一度も現場に見にこなかったのに3千万円の予算をつけてくれた。私たちは実態のある事業を真剣にするつもりで出した提案だったが、「支援金詐欺」をしようと思ったらいつでもできたな、などとも考えるくらい、安易に現場への考慮もされることなくスムーズにお金がでた。年間生活費が1万円で十分な地域に3千万円で何をするかが問題だった。

ケニアの環境と人々

ビクトリア湖に浮かぶ離島に着いてみると、日本人の価値観から見れば課題だらけだった。何をするか、何をしなくてはいけないかを考える間もなく、どこに行っても誰と会っても今やるべきことだらけだった。ただ、その感覚が麻痺してしまうのは、とにかくみんなが明るいからである。着ている服はボロボロ、その日に食べる食事も満足にはないのが当たり前。住んでいるのは「家」という表現が正しいのかも疑うような、なんとか何かに「囲まれている」（それが、藁だったり、トタンだったり、レンガだったりいろいろだったが）という状態のものに、人が「入っている」というだけだった。

「スコールが来るといつも家が壊れちゃうからさ、いつもその度に作り直してるんだよ。俺はいろんな家に住んできたんだぜ、贅沢なもんだろ」と、口を大きく開けて、天まで届きそうな大きな声で笑いながら話をする地元の住民。その地域の住民独特のゆるい空気感は、いつも地平線や水平線に囲まれた世界で生きるゆとりなのか、そんな明るさをもっていないとこの環境で生きていけないのか。とにかくみんながいつも明るかった。でも、もちろんその人たちに接すれば接するだけ、その笑顔の奥にある、悲しみや辛さにも関わらせてもらうようになる。誰かが言ったように、「人間だもの」。苦しさのない人生などあるはずがない。特に、この環境の中で。

「この環境」という文章だけで全ての感覚を伝えられないのがもどかしい。電気や水道がないのは当然、それなのに理屈はわからないがなぜか何人かが持っているＮＯＫＩＡの携帯は離島でも通じていた。地域の42％の住人がＨＩＶに感染していた。衛生環境は極めて悪く、訪問した私も含めて食事に使う水も体を洗う水も全て濁りきった湖の水を濾過して使っていた。多くの慣れた住民でさえ何度もチフスにかかっていた（なぜか私は同じ食事をしていて感染症には全く罹らなかったが）。音楽がなるとみんなが踊り出す。歌って踊るのも日常である。食べるのは、牛肉か魚かの二択、それを煮るか揚げるかは選ぶことができる。それに、スクマというケールの葉っぱを煮たものが添えられ，ウガリというとうもろこしの粉を練ったものが主食となる。それ以外を食べた記憶はない。魚はビクトリア湖で採れたティラピアがほとんどだが、時に運よくナイルパーチが取れると小さなお祭りとなる。

その歌って踊って、食事をしている当たり前の日常の傍で、人は当たり前に死んでいく。子供たちも毎日のように最期を迎える。親が亡くなって孤児になる子供たちも島には溢れていた。私が訪問した20年前は、ケニアの平均寿命はまだ50歳余りであった。２０２０年には66歳にまで上がっており、当時より離島の環境も少しずつ変わったのかなと想像している。

銀座の町からケニアの村への道のり

「少年ケニアの友」という団体の岸田袈裟という女性と銀座の喫茶店でたまたま出会って、その数ヶ月後にはケニアの離島にいた。岸田は30年間以上ナイロビに住み、エンザロ村という地域を中心に孤児支援や女性の仕事を楽にするためのかまど普及の活動を精力的にしていた。エンザロ村では岸田は「ママ」と呼ばれ、村に入るや否や王様を迎えるかのような歓迎となり、村ぐるみで夜遅くまで続く大宴会になった。私が活動を始めたのはその地域ではなかった。エンザロ村での宴会の最中に、岸田から、「私が行ったことがない西側の離島とかで何ができるか考えてきなさい」とサラッと言われた。

離島への行き方も自分で調べて、おそらくその地域の方向へ向かうと思われるバスに乗って1人で向かった。ビクトリア湖周囲へ向かう道は穴ぼこだらけだった。何も舗装されていない砂埃に包まれる道ではバスも比較的スムーズに進むのだが、無駄に舗装されているせいでガタガタにアスファルトが剥がれている道で体が大きく揺さぶられ、一度はその衝撃でバスの窓ガラスが割れてしまった。

「あっはっは！」ガラスの破片が飛び散ったり、椅子から女性が転げ落ちたのを見て、ぎゅうぎゅうのバスの中にはなぜか笑いが広がる。「ムスング、楽しいだろ！」と、バスで会っただけなのに、10年来の友人のようなトーンでずっと話しかけられる。お陰様でナイロビからの8時間の衝撃的なバス旅行は私を飽きさせてくれなかった。アジア人という概念はあまりないようで、黒人ではない人種は全部「ムスング（白人）」と呼ばれていた。目的地は地元民以外があまり行く場所ではないらしく、後で聞くと、外務省や青年海外協力隊の人たちは「僻地すぎて」という理由で全く行かない地域だったようだ。だからこそ、「ムスング」自体が珍しい様子だった。

バスでの移動の途中で、いろんな集落に立ち寄った。8時間の行程のなか、トイレのため、食事のための休憩で1時間おきぐらいにバスは停車する。止まるや否や子供たちがバスの窓際に集まってくる。ピーナッツや果物が入ったカゴを乗せて、割れた窓も気にせずにバスをよじ登るようにして声をかけてくる。

バスを降りると、子供たちは駆け寄ってくる。「ムスング」はいいカモになると思ったのかもしれない。なんにしろ、屈託のない笑顔で寄って来られるとこちらも自然に顔が綻ぶ。ただ、よくよくその顔や体をみると、全身痩せ細っており、ところどころに大きな皮疹ができている。エイズを発症していると思われる典型的な症状のある子供たちも少なくなかった。足は裸足で靴も草履も履いていない。頭の上には十分な食糧があるのに、売るためのものは自分たちでは食べられないのであろう。

大きなマンゴーと袋に入ったピーナッツを何人かから分けて買うことにした。子供たちは小さな体に似合わない大きなナイフを腰につけており、それでマンゴーを器用に切ってくれた。どのみち全部食べられないので、そのほとんどの部分を子供たちにあげると、自分たちが持っていたものだったのにとにかく嬉しそうだった。両手をこちらに突きつけるようにして、こんな笑顔があるのかと思うぐらいの笑顔で飛び跳ねていた。現地の言葉だったので、全ては聞き取れなかったが、覚えたばかりの「アサンテサナ（ありがとう）」だけは聞き取ることができた。

もともと自分の頭の上にあり、自分で切り分けたものをもらって喜ぶ。そのことで幸せを感じる。私たちが日常で当たり前だと思っていることが、いかに当たり前でないのか、そんなことを感じさせられた。

バスに戻ったら、もともと自分が座っていた席には他の人が既に座っていた。太ったおばさんが大きく座っている残りの部分が空いていたので、ちょこんと腰を乗せるように座らせてもらった。子供たちにあげても、まだ手には大きく余っていたマンゴーをおばさんが遠慮ない目で欲しそうに眺めていたので、手で皮を切って半分あげた。こっちのズボンに汁を撒き散らすように美味しそうに食べるおばさんの笑顔も幸せそうだった。自分のズボンはベトベトになったけど。

医師の免許を持っていて、明らかなエイズの患者に接して、でもそこでは医療行為が求められず、マンゴーを買ってもらうこと、それだけで喜ばれた。医師としてではなくても、人として子供やおばさんと接することで笑顔と出会える。ガタガタ道でこれまでの席よりも体が揺らされながら、「幸せってなんだろうな」「医師ってこの地域にいるのかなあ」などといろいろと考えさせられた。

スバというビクトリア湖周辺の村に着いても、特に目的地も決めていなければ、泊まる場所も考えてなかった。なんとかなるかなと思いながらこの地域にきたが、よく考えたら言葉もわからない、泊まる場所があるのかもわからない、本当に深い思慮もなく訪問していた。20年後の今から考えると、若い無鉄砲さの時だから飛び込めたことが本当に幸せだったと思う。今考えると、当時の自分を恐怖感覚が麻痺している「本当にヤバいやつだ」としか思えない。

「何をしたらいいのか」

ナイロビからキスムという街まで約8時間、そこで1泊して（その1泊の間にも色々あるのだが省略する）、そこからまた異なるバスで4時間かけてビクトリア湖周辺のスバという地域にやっと着いた。そこからは明確な行き先もなければ、何から動いていくのかも現地を見てから考えようと思っていたので、日本からすると地球の裏側の地において全くあてもなくウロウロとしていた。

地元住民もあまり見慣れないムスングに対して最初はやや遠巻きに、次第に近づいて手を叩いて笑って踊りながらすり寄っては去っていく、そんな人たちにどんな距離感で接するかも悩んでいた。そんな時に、落ち着いた口調で声をかけてきた30代後半の男性がダン・オテドだった。

「お前、何しにきたんだ?」ケニア訛りの英語で声をかけてくる。クリクリとした目でこちらを見つめ、その興味本位な表情の奥には少し真剣な視線と声のトーンを感じられた。

「正直、何をしにきたかわからない。何をしたらいいか教えてくれないか」

ケニア訛りを馬鹿にできないほどの辿々しい英語で答えた。

ダンは目を見開いて少しフリーズした後、大笑いしていた。半分笑いながら言う。

「いや、ときどきムスングは来るんだけどさ。大体、みんなこの地域をよくしたいとか、道をつくってやる、とか病院はいらないか、とか目的を決めてここへ来てるぜ。こんな場所まで来て、何をしに来たかわからないって、お前馬鹿だろ」

日本でもいろんな人生の選択をするときに、「馬鹿だろ」とは言われたが、地球の裏側に来てまで早速そのような評価を受けるとは思わなかった。

「ダンは、何してる人なの?」と聞く。

「本屋だよ。そこでやってるから店に来なよ」と言われ、素直についていくことにした。地球の裏側に行き、見知らぬ土地で見知らぬ人に声をかけられ、言われた場所についていく。今考えたらちょっと恐ろしいが、当時はそんな行動ばかりをしていた。結果として、縁が広がっていったし、国や言葉を超えた「壁」を感じることなく、現地でしっかり仕事もできた。

学校はあるが、それどころではない

ダンの店はスバの他の住民の家よりはしっかりとした煉瓦造りだった。店でもあり、自宅でもある入口にちゃんとドアがついていることも、現地では極めて珍しかった。とはいえ、さほど建てつけの良くないドアをギシギシいわせながら開けると、木製の棚がたくさん置いてあり、そこに表紙に様々な絵が描かれている本が並んでいた。

「本当に本を売ってるんだね。この地域に本屋さんとかあるんだねえ」

という素直な感想を言うと、また、ダンには大笑いされた。

「まあ、お前の言うことも間違ってないんだよ。実際、全然売れないんだ。本当は子供たちに本は読んで欲しいんだけどさ、俺は実は学校の先生なんだよ」

ビクトリア湖周辺地域に来てから「働いているらしい人」をほとんど見ていない。と言うより、その後その地域に1年以上いて「働いている人」は結局よくわからなかった。ダンは「学校の先生」というが平日の昼間にブラブラしていて、よくわからないムスングに声をかけてきた単なる暇人のおっさんのようにしか見えなかった。

「この地域にも小学校があるんだぜ。でも、ほとんどの子供が行けないんだ。みんなそれどころじゃないからね。だから、学校の先生って言っても毎日仕事があるわけじゃないんだ」

確かに、ナイロビからここに来るまでバスでいろんな集落に止まったが、日本でいう小学生から中学生ぐらいの子供はみんなその辺りを駆け回っていた。「学校」がありそうな感覚はどこにもなかった。

「明日は、島の学校に子供たちが来る日なんだよ。一度、来てみないか。この近くにも学校はあるんだけど、一度シゲには島も見てほしいな。なかなか行けない場所だぞ」

島に着いて宴会となる

朝の8時に待ち合わせをした場所にダンがきたのは9時過ぎだった。悪びれることもなく、「シゲ、来るの早いな」と笑っているだけだった。

ダンは家からボート用のエンジンとガソリンを抱えてきていた。かなり大きく、一人で持つにはあまりにも重そうだったので、手伝おうか?というと、やっぱり大きく笑いながら、「今から大変だから体力を残しとけよ」と手伝わせてくれなかった。ビクトリア湖の沿岸に行き、ダンのボートにエンジンを設置する。湖畔の砂場を歩くと、かなり大きなアリの集団が足に上がってくる。私が手でそれを払おうとしていると、エンジンを置いたダンがその辺に落ちている枝で私の足を叩いてアリを払い退けてくれた。足は擦り傷だらけになってしまったが。

「エンジンだけは持ちかえらないと盗まれるんだよね」と、ダンはエンジンをかけながら話をする。ボートは二人乗るのが精一杯の大きさだった。どこにどれだけの時間行くのかもよくわからないままボートに乗ると、湖の波に大きく揺られながら、約1時間ほどで島に着いた。海でなくとも湖でもこんなに波で揺らされるんだということを知るとともに、ダンからは笑いながら「転覆しなくてよかったな。3回に1回ぐらいは湖に落とされることがあるからさ」という冗談か本気かわからない話を聞かされた。その後、実際に現地の人がボートから落ちたり、転覆したりする姿を何度もみせていただいた。

その島は地元ではファンガノ島と呼ばれていた。ボートで島に着くと、ムスングが珍しいのか、多くの人が笑顔で手を叩きながら寄ってきた。ダンはボートを降りて、エンジンを外しながら落ち着いた声のトーンで、「俺の友達なんだ。歓迎してやってくれ」と集まってきた人たちに話をした。ダンとは昨日会ったばかりだったが、いつの間にか「友人」になっていた。

島に着いて数時間後には、島の住民たちと屋根のない広い屋台でビールとスミノフアイスをみんなで飲んでいた。食事はやはりウガリとスクマ、そして湖で取れたティラピアの煮物であり、彼らからするととても豪華な料理を振る舞ってもらったように思える。

そのケニア式の宴会はほっておくと三日三晩続きそうな雰囲気だった。

「ダン、今から学校に行くんじゃなかったの？」と聞くと、「そうだったな。そろそろ行くか？オティエノ、学校に行こう」とダンが話しかけたのが、実は行こうとしている学校の教師だった。おそらく、学校はすでに始まっているのだろうが、彼らの感覚からすると珍しい来客への接待を優先したようだった。というより、そのような口実のもとに宴会に参加をしたかったようだ。たまたま私が行った地域がそうだったのだろうが、離島に近いエリアで男性がまともに「働いている」という姿をほとんど見たことがなかった。地域の役場の職員ですら、昼からお酒を飲んでいることが多かった。

「ノーセックス、ノーフィッシュ」

学校はファンガノ島の岩場の一番上にあり、ふもとからほとんど道がないような傾斜を1時間くらい登ってやっと着いた。暑い日差しの中、道の途中に生えているレモンをもいでかじって体の渇きを凌いだ。人生で一番美味しく感じたレモンであり、今でもその時のレモンの鮮烈な香りと甘酸っぱさが体に溶け込んだ感覚を思い出せる。

学校に向かう急な傾斜の途中にも集落があり、ダンと学校教師のオティエノはそこに住む住民に声をかけながら学校に向かっていた。学校に着くまでの岩場を登りながら、その地域におけるいろんな話を聞かせてもらった。途中の集落にいた10代後半の女の子は小さな子どもを抱いていた。その女の子は、以前は島の学校に通っていたが教師にレイプで妊娠させられて、ほとんど一人で子どもを育てているとのことだった。そして、そのような環境の女性が生きていく手段の中心は「売春」以外はほとんどないとのことだった。そのような環境でＨＩＶの感染が広がっていることを地元住民も理解し始めていたが、厳密に検査をしたり、その対応をしたりする環境はなかった。その子は、今は学校には行けておらず、夜に近くの家に子どもを預けて漁から帰ってきた漁師と売春をすることで生計を立てていた。売春の報酬もお金ではなく、「魚を売る権利」をもらうことで、昼は子どもを抱きながら魚を売って生活をしているとのことだった。地元では、「ノーセックス、ノーフィッシュ」と言われるような「魚を通じた経済体制」ができていた。男は湖での漁業を子供の頃から強いられ、女は売春か権力者の妻になるか、どちらかの選択肢しかなかった。島を歩いてみると、全てが岩場であり、農業をすることがそもそも困難な地域でもあった。ときどき家畜は見かけたが、家畜を育てるための餌の取得も難しいため、畜産を本業にするのも難しいとのことだった。

島で唯一の学校

1時間の山登りで着いた学校には15人ぐらいの子どもたちがいた。そこは小学校であることは間違いないので、私も「子ども」という表現をしたが、実際には10歳前後の小さい子どもから、明らかに20歳前後と思われる「大人」もそこに混じっていた。その島には中学校はなく、学校はそこだけだった。学費は無料だが半分以上の「子ども」は学校に行けていないとのことだった。親を亡くして働かなくては生きていけない、弟や妹の世話をしなくてはいけない、先ほど出会った女の子のように子どもの頃から自分の子育てをせざるを得ない、そんな子も少なくない。だから、学校に行くことができている子どもたちはとても幸せだということだった。15歳を超えてからやっと学校に行きながら働ける環境ができたり、弟や妹がある程度自立してから、初めて小学校に通い始めた子どもたちもいた。学校といっても、日本のようなしっかりした建物ではなく、ほぼ青空教室といってもいいような作りだった。窓はなく、地べたにちょこんと置かれた椅子のような木に座って授業を受けている子どもたちの姿を外から見ることができた。子どもたちが私に気づくともう授業にはならず、大騒ぎになった。島から出たことがない離島の子どもたちからすると、私のようなムスングは極めて珍しいものであり、口と目を見開いて大きな声を上げて笑っていた。そんな環境で先生も生徒も授業を続ける気は毛頭なく、初めてみるムスングに多くの子どもたちは屈託なく寄ってきて、英語でもスワヒリ語でもない言語で一所懸命に楽しそうに話しかけてきた。

「ここに来られている子どもたちは本当に幸せなんだよ、嬉しそうだろ」と、子どもたちに囲まれる私を横目にダンが話す。「中学校は島にはなくて、そこに行けるのはこの子たちの10％ぐらい、奇跡に近いことなんだよ」

覚えたてのスワヒリ語で子どもたちに話をすると、伝わったのか伝わらなかったのかわからないが、とにかくケラケラ笑う。

近くにいた教師のオティエノはその光景をみながら、「ドクターシゲ、ここにきたムスングはお前が初めてだぜ。お前が来なかったら、こいつら一生ムスングに会えなかったかもな」と、笑顔で私をからかうように話をする。現地の言葉で私のことを子どもたちに紹介もしてくれているようだった。

子どもたちが歌ったり、踊ったりしてくれているのをただ見ていた。途中で子どもたちが手をひいて、学校の周囲を案内してくれた。といっても、何か他の建物があるわけではなく、ただただ、高台からみるビクトリア湖が綺麗だった。

「アサンテ・サナ」と子どもが話してくれる。彼らはほとんどスワヒリ語が話せないが、私に気を遣って頑張って彼らが知っている英語やスワヒリ語を使ってくれていた。私が、オティエノを通じて「何が楽しい？」と聞くと、「全部」と答えてくれた。「学校も楽しい。勉強も楽しい」「シゲとあえて嬉しい」。確かにみんなが何もかも楽しそうだった。私たちの価値観からすれば、決してそうとは思えない「現実」に思えるのに。でも、彼らも苦しい時は苦しい顔をしてるんだろうな、と思った。

未亡人の会

その日はその島に泊まって、翌日の朝に船でダンの本屋がある街に戻った。船を出したのは朝の8時ごろだったが、その沿岸には漁から帰ってきた男たちを目当てにした若い売春をする子どもたちがたくさんいた。10歳前後と思われる子どももいた。そのなかに、前日に学校に行っていた子がいたのかどうかはわからなかった。でも、その横を通ると、ニコッと笑顔で微笑んでくれた。その後は、自分の仕事としてしっかりと漁から帰ってくる男たちに一所懸命に声をかけていた。

ダンの家に戻って少し休ませてもらってから、昼ごはんをご馳走になった。午後からはダンの家の2階で「未亡人の会」が行われるとのことで、飛び入り参加させてもらった。20人ぐらいの女性が続々と集まってきた。ダンはすべての女性とハグをしながら出迎えていた。ここでも学校と同じように、私の顔を見るやいなやみんな手を叩いて大笑いだった。私もその場の雰囲気で女性たちに対して何度もハグをしていた。毎週1回、ダンの家に集まって生活のこと、仕事のことなど、いろんな情報交換をするという未亡人たちのお茶会ということだった。ダンは30代前半の若者だったが、この地域ではとても人望があることが、街を歩いていてもよくわかる。ここに集まった女性たちもダンからの話の誘導で、いろんな悩みなどについて率直に話をしていた。私がいたことにも配慮してくれたのだろう、ダンも女性たちも今のこの地域の現状についてもみんな丁寧に教えてくれた。

多くの若い男性がエイズで命を失っているということ。残された奥さんや子どもたちの生活がいつも逼迫しているということ。生活が苦しい未亡人が権力者に何番目かの妻として嫁いで生きていく、伝統的な仕組みがあること。病気ではない男性たちも決して真面目に働こうとしないこと。どこの国でも同じだが、「男ってダメよね」という愚痴は女性が集まるとしっかりと話に出て、一番盛り上がってもいた。

明るさの中の苦しさ

ダンは、この地域の課題は大きくいえば2つあると言った。一つは、不用意なセックスによってエイズが蔓延しているということ。それにより、働き盛りの男性が若年で亡くなり、女性や子どもの生活が保たれなくなっているとのことだった。もう一つは、そもそも働くための職場がないということだった。地理的に岩場が多くて、農業にも畜産にも適しておらず、漁業と言っても仕事には限りがある。ナイロビなど様々な仕事がある都市部までは距離があり、そこまで出稼ぎにはなかなか行けない。公の仕事も限られていて、ほとんどの人は職につける能力はあっても、職場がないという現実がある。だから、子どもたちも日本からすれば「子どもにはふさわしくない」仕事をせざるを得なくなっているのである。こんな話を「未亡人の会」でしてくれた。

「私は夫が亡くなって、夫の弟のところに嫁いだの。だから生活ができるのは幸せだわ。私は今は未亡人じゃないのよ、あなたたちと違って」と、ある女性がいうと、みんな大笑いである。ケニアの人はどんな話題でもいつも笑う。分析することでもないのだが、とにかく笑うことで日頃の生活における精神的なバランスが取れているような気がした。

「私は、親を亡くした子どもたちをたくさん引き取ったの。私が産んだ子どもは一人だけだけど、全部で8人子どもがいるのよ。大きな子どもは働いて私を助けてくれるし、私も子どもたちがいると毎日が楽しいの」と、ある女性はやはり笑顔で話をする。

島での子どもたちの環境も、未亡人たちの環境も、日本の価値観で考えれば「どん底の不幸」になるのかもしれない。でも、その環境についてみんな明るく話をする。それでも、その明るさのなかに苦しさがあるのも事実だ。

当時、若い私は、どんな環境でも幸せを感じられるケニアの方々の強さを感じていた。しかし、今在宅診療においていろんな患者の人生にともに寄り添う機会が増えてきて、少し当時の見え方が変わってくる。その生きていく強さのなかにある絶望的な苦悩や葛藤、それでも今を明るく生きようとする気持ち。日本人だから、ケニア人だからではなく、そこには本質的な人としての生き方があったように思える。地域や年齢、そしてその生きていく環境にかかわらず、人は「今の一瞬」を大切にしながら精一杯生きるしかない。当時は、そこまで深くは考えず、ただただそこに生きる人の明るさと強さを眩しく感じていた。

一緒に汗を流す

それから1年以上、ケニアで過ごした。離島にも何度も訪れた、というよりは生活の大半を水道も電気もない離島に住み着いていた。その生活の中でゆっくりと話を聞くと、現地で求められていることはそんなに難しいものではなかった。「学校で勉強したい」「病気になったときに病院に行きたい」「働いて生きていくだけの生活がしたい」日本の価値観でいうと、「当たり前の生活」

が地元の方々の切なる思いだった。まずは、自分にできることからそこにアプローチしようと思った。

日本ではまだ見習い医師ではあったが、「医師」という肩書きは現地で大きな信頼を得ることにつながった。離島を含めた周辺地域は数万人が暮らす大きな地区であったが、長年一人の医師もいなかったのだ。ダンやオティエノと私は一緒になって、地域の学校運営に関わるボランティアグループや未亡人の会のメンバーたちと頻繁に話をした。私とダンが地域で一緒に活動を始める前提として、みんなに話をしたのは、「私たちは何も与えることはできない。でも、一緒に汗を流す」ということだった。ダンは、私にムスングとしての特別な期待をしない、と言い切った。でも、友人として一緒にこの地域で汗を流す仲間になってくれるやつだ、と紹介してくれた。それがとても嬉しかった。ダンは、地域住民を甘えさせたくないと話した。ムスングがきて、それが医者だった。それだけで、「何かしてくれる」という期待だけが膨らんで、自分たちで汗を流さない気がする。「俺はお前に何か与えてもらおうとは思っていない」とダンは何度も話をした。「でも、友人にはなってくれ」

私は今も在宅診療で多くの患者と縁をもらう。そのときに単に「医師と患者」としてではなく、「人と人として縁を得た相手同士」としての精一杯の関わりを持っているつもりである。その原点の気持ちはこのアフリカでのダンの言葉からもらったものだと思い出す。

悪循環を断ち、地域を育てる

地元の人たちが自分の地域を育てるために何ができるのか、それを一緒に考えようというところからスタートをした。ほとんどの子どもが学校に行けないのは、親をエイズで亡くし、自分で働いて収入を得て、自分の弟や妹を含めて生計を立てなくてはいけないから。そして、若い女の子はその生計を立てるために売春をし、若い男の子は学校に行かずに漁師をしながら売春の連鎖にも巻き込まれる。そのような環境のなかでＨＩＶの感染が必然的に拡大する。「悲しい抜け出せない循環」に地域全体が陥っていた。

そのような悪循環を断ち切るために私たちが考えたのは、地域で多くの人から信頼をうけ、子ども達とも関わる機会が多い学校の先生を中心にしたプロジェクトだった。学校の先生たちにナイロビまで行ってＨＩＶの検査ができる資格の研修を受けてもらい、その検査とカウンセリングができる拠点施設を作っていくというものだった。資格を取った教師だけでなく、地域住民もその拠点で働くことができ、子どもたちも大人もそこで自分自身のＨＩＶのステイタスを把握してもらう。そして、その拠点を中心に感染を拡大させない取り組みをし、多くの人に意識を持ってもらうことが、地域全体の未来にとってもどれだけ大事かを認識してもらおうとしたのである。

拠点施設として、長年誰も使っていなかった教会の跡地をみんなでまずは掃除した。締め切られていたドアを開けたときには、何百匹というコウモリに囲まれた。そして、外にあったトイレを開けた瞬間には、床一面を埋め尽くしていた黒光りするゴキブリたちが私の顔面に向けてぶち当たってきた。ただ、その掃除から始まったコウモリゴキブリハウスは、その数年後から私がいなくなった後でもずっと地域住民によって運営されるＨＩＶの検査とカウンセリングができる施設となったのである。

その後、外務省からの補助金をもらって離島をボートで巡回する仕組みを作ったり、学校関係者と未亡人グループが連携した子どもたちへのエイズ教育プログラムを行なったりした。日々の生活が大変な人を巻き込みながらの事業だったため、後で書くと「頑張った」の一言になるが、当時は本当にみんな大変だった。ただ、大変さのなかにいつもみんなの笑顔があった。苦しさと悲しみの現場からみんなで目を逸らさなかったからこそ、そして行動に妥協しなかったからこそ、地域に一つの仕組みができて、そして一人ひとりのいのちや生活に「幸せのかけら」をつくることにもつながった。

アフリカから帰るときには、地域のみんなから「日本式の胴上げ」をしてもらった。みんなにハグとチューをしてもらった。幸せな時間だったと思う。でも、今、在宅診療を行いながら、そのときと同じような仲間と、そしてそのときと同じような気持ちで毎日のご縁のなかで活動できていることが幸せだと感じている。

あとがき

終末期の患者を自宅で看取る四つのポイント

厚生労働省のデータで、末期がんになったときに「自宅で療養したい」という質問には約60％の人がイエスと答えている。

一方で、「最期の瞬間」まで自宅で療養したいという人は10％に下がる。その理由には、「24時間相談に乗ってくれるところがない」「病状が急変した時の対応に不安である」などの将来の不安に加え、「介護してくれる家族に負担がかかる」など療養生活の最期を送る上での不安がきわめて高いというデータがある。

私たちの診療所ではがんの末期や難病の方々を中心とした在宅診療を行い、毎年２００人以上の在宅看取りをしている。その経験から、終末期の患者を自宅で最期まで療養するためのポイントを四つにまとめてみた。

一つ目が、介護環境の整備ということである。家で重症度が高い患者さんを見る上で不可欠なのが、医療以上に「介護」である。特に末期がんの方は週単位、日単位での病状変化があり、これまでできていたことが急激にできなくなっていく。先週まで食事が取れていたのに、先週まで歩けていたのに、そのような状態変化に対して、介護環境を整備する柔軟で迅速な対応が必要である。まだ、トイレまで自分で行けるような状態だと、介護ベッドの導入や手すりをつけることに本人が「必要ない」と言って拒否をされるケースも少なくない。ただ、早い段階で病状変化の可能性について家族が医師から説明を受け、数週間先を想定して褥瘡予防のマットレス付き介護ベッドの導入や訪問看護やヘルパーの準備をしておく必要がある。家族が日中仕事などで介護できない時でも、デイサービスやショートステイなど、一時的な介護施設利用をしたり、一人暮らしならば夜間の巡回介護などの導入も全て介護保険の範囲内でできる。がん末期という病名がつくと、医療費の上限範囲内で看護師やリハビリも導入できるのである。終末期における介護環境整備について、しっかりと相談できるケアマネジャーや訪問診療医を見つけることが大切なのだ。

二つ目は、痛みや苦しみの「緩和」ということである。がんなど進行が早い病気においては、最期の時間までの苦しい姿を見たくないという家族も少なくない。それが理由で、患者本人は自宅を望んでも、家族の強い思いで病院や施設への入院を選択されることもある。ただ、病院や施設でがんに関わる医師が必ずしも緩和ケアに精通した医師とは限らない。特に特養など介護度が高い患者を受け入れる施設の嘱託医は、緩和ケアへの専門性が高くない医師である可能性が高く、結果として困ったときに緩和をしっかりとできず病院へ救急搬送というパターンが多くなっている。在宅診療で最期の時間まで穏やかに過ごすためには、緩和を専門としてきた在宅診療医師をしっかりと選ぶことが大切である。麻薬やステロイド、鎮静剤を適切なタイミングで躊躇なく使うことで、終末期における苦しみを感じさせず、意識状態も良好に保ちながらギリギリまで家族との幸せな「ゴールデンタイム」を自宅で過ごしてもらうことが可能になる。

三つ目は、家族や本人の精神的な状態に寄り添える環境づくりである。ベッドや手すり、ヘルパーの導入などの物理的なサポートも重要だが、「終末期」という特有の状態に際し、家族や本人の精神的な不安感に寄り添える環境づくりが不可欠である。「終末期」という状態においては、医療職、介護職の言葉一つ、行動一つが患者やその家族の精神面に影響を与える。そのため、余命までの時間軸がどれだけあるのかということの共有や、緩和をするための麻薬など薬の使い方について、また最期に近い状態で点滴をするのかしないのかなど、最期の時間への「家族や本人の価値観」などをきめ細かに関係職種間で連携することが大切なのである。夜間や休日にバイトドクターを使っている医療機関や24時間体制が取れない訪問看護、土日に連絡がつかない訪問薬局などでは、常にきめ細かい意思疎通ができない。家族や本人の気持ちや精神状態は、日々変化がある。だからこそ、しっかりと主治医が固定され、全ての職種で24時間体制が取られており、そして言葉遣いやその言葉のタイミングを選んでいただける医療介護の「チーム」で対応することが重要なのである。そして、終末期における患者や家族の不安な気持ちに対しては、カウンセリングや必要に応じた「投薬」によって精神的な状態の調整もしていくことも大切である。心療内科や精神科もうたっている訪問診療事業所は心強い。

四つ目は、「生きがい」「家族の価値観」を大切にできる環境づくりである。末期がんでも、難病の方でも、老衰による最期だとしても、誰もが人生は一度きりであることには変わりなく、全ての人は最期の時間までその一つひとつの瞬間を大切にしたいと感じている。そして、家族もその貴重な時間を、「介護」というものでストレスを感じるのではなく、「幸せな時間」という気持ちに転換できることが望ましいのである。医師、看護師、ヘルパーなどは、在宅での生活をサポートする上で単に医療や介護的な介入するという気持ちだけではなく、家族とともに患者に対し、「人生の大切な時間を過ごすパートナー」という意識でなくてはならない。いくら技術的に素晴らしい医療人材でも「相性」が悪いと感じたら、すぐに違う医療機関や訪問看護を選び直すことが大事である。そして、最期に近い時間まで痛みや苦しみをしっかりと取ってあげることで、旅行や車椅子での散歩をしながら、写真撮影をするなど思い出作りをすることもできるのである。それは、患者本人のためだけではなく、残された家族のためという意味合いも大きい。介護で大変な時期は、本人も家族も外出する気持ちになれないことも少なくない。そんな時に、医療・介護職でその気持ちをサポートしながら、貴重な最期の時間を支えてあげることで、明るい笑顔を保ちながら家族みんなで最期の時を迎えられるとともに、その思い出を話しながら亡き後にみんなが前向きに進めるようになる、そんな姿を私たちはたくさん見ることができたのである。

この四つのポイントを満たすような医療・介護のサポートができる医療機関や介護事業所をしっかりと選び、「相性」が合わないと思った時には思い切って環境を変えてみることが必要である。一度しかない「最期の時間」を後悔がないように過ごせますように。

訪問診療ってお金がかかるの？

訪問診療をしていると、「自宅に訪問してもらうって、お金持ちだけがやってもらえるサービスでしょ」、こんな話をされることが少なくない。もちろん、通院ができる人の「通院医療費」と比べると間違いなく値段は高い。ただ、そもそも「訪問診療」は、「病院に行くことができない人」を診察するという法的なルールのもとで行われているものであり、通院医療と比べることはあまり意味がない。そして、在宅診療は一度訪問をするという診療の対価ではなく、24時間365日しっかりといつでも往診に行って、重症度の高い方も緊急対応できるという担保の値段でもあるのだ。

「病院に行けなくなった」という状態の中での選択肢としては、「入院」「施設入所」そして、「訪問診療」に限られてくる。

入院となると、差額ベッド代や食事が取れない患者にも食事代がかかるなど、医療費以外の費用がかなりかかってしまい、そこには保険適用はない。また、重症度が高い患者で病状が固定している人でも、病院の一定ルールに基づいてさほど必要ではない画像検査や採血をかなり頻繁に行うので、その費用も加算されてしまう。

施設入所においては、特別養護老人ホームなどに運よく入れれば費用負担も最小限で済むが、常駐のドクターがいるわけではなく、ほとんどが嘱託医対応なので、緊急時には結局対応できず救急搬送されて病院入院になることが大半である。重症度が高い方が施設において最後まで過ごすには、サービス付高齢者住宅や有料老人ホームという選択肢があるが、サポートする在宅医療機関の医師やその施設で働く看護師が看取りまでサポートできる技術や高いモチベーションを持っているということが不可欠になり、また1ヶ月の費用はトータル数十万円となってしまうという金銭的な課題もある。

重症度が高い疾患の患者が、在宅診療を選択したときにかかる費用の中心は、まずは「訪問診療代」である。これは、24時間365日、どんな時間でも緊急時には訪問に行くという約束のもとでそれを保証する管理料がベースとなる。1割負担の患者で月2回の訪問を基準として、約7000円となる。1年間の緊急往診や看取りの実績に基づき診療所によって費用に多少の差はあるが、よほど特別な医療行為を行わない限りは全て保険適応となる。1割負担、2割負担の患者は、一医療機関で1ヶ月の上限1万8000円を超えることはない。

在宅診療を受ける多くの患者は、がん末期や難病の方が多く、月2回以上の頻度の定期訪問や深夜の緊急往診、また、在宅酸素の導入、連日の点滴などが含まれることになるが、それを含めても1万8000円で収まるのである。

もちろん、一定以上の収入がある高齢者や70歳未満で3割負担の方においては、1万8000円よりも上限額は上がる。ただ、医療費が一定以上の額になれば、国の高額医療費制度を使って3ヶ月後には限度額を超えた部分の還付を受けることができる。収入によっては自治体から限度額認定がされることになり、上限が8000円に抑えられることもあり、また生活保護受給者はその医療費は地方自治体が全て負担することになる。精神疾患や障がいがある方は、自立支援医療や障がい者としての申請をすることで、訪問診療における負担を大きく抑制することができる。

重症度が高い患者を在宅でサポートする上で最も重要なのは、医療以上に介護サービスである。その費用はどうなのだろうか。初めて自宅に診療に伺うと、患者の家族に「自宅で最期まで家族だけではみられないと思います」と言われることは少なくない。だから、入院か施設かしかダメなんじゃないだろうか、という話につながってしまう。在宅診療も玉石混交であり、もともと最期まで患者に関わる覚悟がない医療機関だと、「それでは、緊急時にはわたしたちで入院先や施設を探しましょう」となってしまう。一見誠実なようだが、それでは患者や家族が「自宅で最期まで負担感なく過ごせる」という選択肢を安易に奪ってしまうことになる。もちろん、家族の負担を減らすための介護サービスには医療保険とは別に費用はかかる。ただ、その負担を軽減するために、多くの人が40歳から介護保険料を払い続けており、社会全体で介護サービスを維持しているのである。65歳以上の一般所得者は介護保険の負担は1割負担であり、40歳から65歳未満で介護保険の適応となるがん末期や特定疾病の方も1割負担となる。介護度によって、介護が使える限度は決められているが、最も軽い要支援1で月約5000円、最も重い要介護5の人で月約4万円まで利用ができ、介護保険の使える上限となる。もちろん、それを超える介護サービスは保険適応でなく、自費での支払いとなる。

寝たきりの重症度の高い人だと、保険の範囲で十分なサポートができずに結局自費になるんじゃないの？と言われることもある。私たちのクリニックでは、寝たきりで家族がいない方々もかなり多いが、結果としてしっかりとお看取りまでサポートしている。その経験で言えば、どれだけ重症度の高い疾患でも、介護保険の範囲内で十分に介護ができると言い切ることができる。病院や施設における重症度の高い方々にかかる介護費用を考慮すると、介護保険内のサービスに係る費用は決して高いものとは言えず、年金生活の方でもその範囲で十分に生活全般に対して満足してもらえるサポートが可能といえる。

しっかりと話し合い、適切な介護環境を

在宅診療で介入した時、家族から「自宅での介護は大変」、「これからしっかりとサポートしていく自信がない」と言われることがある。その場合、家庭の介護環境を見ると、実はまだほとんど介護サービスを入れていない状態での「悩み」や「葛藤」なのがわかる。在宅診療を、患者本

人にとっても家族にとっても快適なものとして継続していくためには、適切な訪問診療の回数、訪問看護の導入、緊急時対応の整備、褥瘡予防のための介護ベッドなど福祉用具の導入、生活を支えるヘルパーや訪問入浴の導入などをケアマネや訪問診療所に納得がいくまで相談をすることが必要である。今、本人にも家族にもどのような環境整備が必要なのか、費用負担を最小限にして、家族負担のない適切な介護環境を整えることは、医療や介護のプロとしっかりと話し合うことで実現が可能になるのである。

病状が重いのに介護サービスを入れることができない理由として、「今の介護度ではここまでしか導入できません」というケアマネジャーがいることも事実である。その時には、医師に早急に「主治医意見書」を書いてもらい、より現在の状態に応じた介護度に変更してもらうことが重要である。行政がその認定をするまでの期間においても、緊急の介護環境の調整が必要になった場合には、「暫定措置」としてのより充実した介護の導入が可能である。明らかに現在の身体状態と介護度があっていない場合には、「介護度が上がる」ことを想定した上で柔軟に介護の導入が可能であり、そのことを介護職種、医療従事者、行政と連携して対応していくことが大切になる。

家で最期までお看取りをする、そのことは限られたセレブの特権では決してない。その患者の病状、生活環境、そして経済的な実情にあわせて行政の制度もしっかりと利用することで、医療職種、介護職種が病気の治療だけではなく、生活全般を自宅でサポートしていくことが可能になるのである。

看取りが近い患者が感じること

これまで、在宅診療で1000人を超える患者とのご縁をいただいた。当たり前だが、それぞれにそれぞれの人生がある。そのそれぞれの生きてきた異なる人生のなかで、様々な価値観が生まれている。私たち在宅診療の医師は、その人生の一端にしか携われない。ただ、いつも患者に接しながら感じることは、最期に近い時期の感情は極めて「自然である」ということだ。ドラマや漫画だと、患者から医師に「先生、死にたくない……」などという言葉が出てくる。実際にはほとんどその言葉には出会わない。かと言って、患者がいつも「死ぬ覚悟」ができているかというとそういうわけでもないように感じる。多くの患者は間違いなく、「死ぬまで生きよう」としている。私はそのように感じる。

痛みが強くなってくる、動けていた体が動けなくなる、食欲がなくなる、寝ている時間が長くなる、そして、そのすべてが心を不安にさせていく。これは、看取りが近づくほとんどの患者に訪れる変化である。その状況のなかで、だから「もう死にたい」とか、「死にたくない」などという単純な話ではなく、多くの患者は「生きたい」という感情がベースにあるなかで、でもなんとかこの状況が良くならないか、「今」を少しでも頑張れないか、そのように感じているように思われる。

長く入院による抗がん治療や放射線療法を終えて、自宅に帰ってきて私たちが初診から薬を調整すると、体が楽になってくれる場合が多い。その時に、まず「ありがとう」と笑顔になってくれる。おそらく、すべての痛みや苦しみがとれたわけではないし、これから先に向けての不安感がとれたわけではない。それでも、私たちが関わって薬を調整したり、夜間や土日でもいつでも往診したりすることでの安心感を作ることで、「助かりました」「ありがとう」「安心して毎日が過ごせるようになりました」、こんな前向きな言葉をいただくことの方が圧倒的に多い。

最初は、病院から自宅に帰ってきて初めて会う医師に対しては不安感以上の不信感を持たれることも少なくない。それでも、医師や訪問看護、さまざまな介護職種が地道に精一杯関わっていくことで、今の患者の生きている環境の一つに私たちも入れてもらうことができる。その一緒に過ごす「看取りが近い時期」は、家族ともども比較的「自然な感情」で過ごされているように感じる。

「人の自然な強さ」を支える

繰り返しになるが、決して痛みや苦しみ、不安感が全くない状況ではないし、家族も最期の変化に対するいろんな思いがこれまでの日常とは異なるのは事実である。それでも、人の人生には看取りが近い時でなくても「いろいろある」。看取りが近い患者の皆さんを見続けてきて、なんとなく、人が生きることの強さを感じさせられる。生きるなかで苦しんだり、悲しんだり、でもそのなかでも笑顔になることができる。それが当たり前の日常として過ごせる。最期の時間が、がんなどの重い病気であろうと、老衰であろうと、どこかそれを受け入れられる「人の強さ」が本質的に人間には備わっている気がする。私たちは、その人の病状や環境にかかわらず、「人の強さ」をちゃんと支えてあげられる役割が大事なのだろうなと感じている。その人が持つ「自然な強さ」のなかで精一杯生きている方々の痛みを可能な限り取ってあげる、不安感を取り除いて夜はしっかりと寝てもらうようにする、そして一番身近で支える家族の負担感を感じさせないような介護体制をつくっていく。そんな医師として、そして寄り添う人間として当たり前で地道なことを繰り返していくことが、私たちにできることだと思っている。

私たちの患者は結果として、その「自然な強さ」のもとでの最期における「当たり前の幸せ」を感じてもらうことができることが多かった。もちろん、いろんなケースで必ずしもすべての人が幸せな最期であったとも思わないし、私たちも精一杯のサポートをしきれず忸怩たる思いをしたこともある。

幸せの基準は人それぞれで違うし、それを求めていく人間として当たり前のプロセスに絶対的な正しさはない。私たち在宅診療所の関わりは、そういった異なる人の人生やその価値観に寄り添いながら、正しさのないプロセスに精一杯関わり、痛みや苦しみ、不安感を取り除き、その患者や周りの方々にとっての最期の時間が幸せであるように努力するということに尽きる。その過程での笑顔や一つひとつの「ありがとう」は、私たちが仕事をする上で大きなご褒美となるし、この仕事をやっていてよかったといつも思わせてくれる。

患者の住み慣れた場所で行う医療

私が在宅診療を初めてから約8年となる。今回の書籍においては、私たちの関わってきた現場、そして患者やその家族の思いをそのまま描かせていただいた。今回書いた事例においては、私たちと患者やその家族とのコミュニケーションがそれなりにうまく取れている描写が多かったように思える。ただ、実際には患者だけでなく、ケアマネなど介護関係職種からもしろひげ在宅診療所に対する「苦情」や「不満」が連日のように届けられる。あえてそれらを「クレーム」と呼ばせてもらうと、そのクレームに対しても、必ずしもいつも適切に対応できているわけではないとも感じている。

病院の環境は患者にとっては明らかな「アウェイ」であり、外来診察でも、入院においても常に医療機関と患者の一定の緊張感がある。また、病院という環境では「お医者様」が行うことに間違いはないだろう、という一定の前提があり、言葉使いや態度の悪さ、また、治療行為や投薬の不適切さを感じても「なかなか言えない」ということが多い。また、「クレーム」を患者が病院に伝えることで、今後の診察で悪い印象を与えるのではないかとも考えてしまう。実際には、抗がん剤による治療で食事がとれなくなったり、薬の副作用が強すぎて自己判断で中止していたり、そんな大きな変化が起こっていてもそれが「言えない」ということはよくある。

一方で、在宅診療の現場は「患者の自宅」である。医師が来るという日常とはイレギュラーな環境ではあるが、「住み慣れた場所」におけるリラックス感を患者本人も家族も持つことができる。その空気感のなかで、初診のときから病院では言えなかった本音などもしっかりと聞くことができる。そして、その後の医師が投薬したことや減薬したことで状態が悪くなったり、その不安感が出てくるとすぐに診療所に連絡が入る。「先生に変えてもらった薬、全然効かないんですけど」「この前薬を減らしてから、夜に眠れなくなりました」など、本人や家族から躊躇なく連絡をしてもらえる。

また、医師だけでなく、随行している看護師や事務の受付対応の言葉遣いに不満があると、すぐにケアマネやヘルパーに報告が入る。そして、しっかり関係職種から「お叱り」を受ける。病院だと、「お医者様」に対して実際にクレームが入ったとしても、なかなか関係職種が事実を医師に報告できなかったり、そのクレームをカルテに記載することすらも躊躇してしまうことが多い。というより、医師にとって都合の悪いことはほとんど事実を共有したり残したりできない環境を強いられる。

在宅診療の現場では、その「クレーム」を何より大事にすることにしている。もちろん、患者や家族、そしてそこに関わる介護職種の方々が何の不満もなく、一体となったサポートができているに越したことはない。ただ、在宅診療にたどり着いた患者には、そもそもさまざまな葛藤がある。今持っている「重い病気」への不安感、これからの介護環境への心配、病院から自宅に移ったばかりで医療環境への絶対的な信頼がない状態、などちょっとしたことでも気になるし、些細な言葉遣いの無神経さや病状の変化も「クレーム」として言いたくなる。あえて「クレーム」という言葉を使っているが、本来、人として、そして患者として「言いたいこと」を言ってくれている、私たちはそのように受け止めなくてはならない。

私はしろひげ在宅診療所では、「医師は存在だけでパワハラですよ」とみんなに伝えている。本人としては気さくに、何でも言ってくださいね、という空気を出しているつもりでも、周囲は医師に「過剰に遠慮」「忖度」してしまう。そのことを医師側は常に認識して、「謙虚すぎるくらいに謙虚」でなくてはいけない。関わる相手側にその謙虚さが伝わって初めて、「真実のクレーム」を伝えてくれるようになるのである。これまで、何度もその「クレーム」を通じて、適切に対応できなかった場合に、患者側から訪問診療の中止の連絡がきたり、ケアマネや訪問看護から申し訳なさそうに「診療所変更をお願いできますか」という話になる。そのように信頼を失うと、その介護職種からは一定期間の患者紹介が途切れるときがある。それでも、私たちの診療所はそのような「クレーム」が日常にあるからこそ正常なのかな、と感じている。

現在、在宅診療所の多くで、昼夜問わずバイトドクターによる診察を行なうことが主流になっている。また、大きな病院の在宅診療所では、緊急対応時には「私たちの病院に来てください」という対応をしてしまっている。そのような体制だと、患者やその家族が「クレーム」をいうまでもなく、問題が起こる前に「救急搬送」、クレームになりそうなときには他の病院を紹介する、そんな対応で患者やその家族とぶつかることを避けてしまうのである。

しろひげ在宅診療所では、この5年間の在宅看取り率は85％を超えている。いろんな「クレーム」や現場でのトラブルを乗り越えて、患者や家族とも常にぶつかり合いながら、そして介護職種の方々からも「お叱り」を受けながら、それでもほとんどのケースで最期の瞬間までサポートし続けることができている。

在宅医療の「大変」さ

国の在宅看取り率が約15％と、日本において家でお看取りをする環境は長年なかなか変わっていかない現状がある。フランチャイズ型在宅診療所の多くは、各地域に事業所を増やし続けるが、看取り率はせいぜい60％前後となっている。昼と夜の担当医師を分離し、在宅診療の経験がない院長のもととバイトドクターを多用する、それで診療報酬が優遇された在宅診療という形式的な仕組みを確保する、そんな医療機関が明らかに増えている。

その十分に在宅で対応できない現実を美化するかのように、「医師のワークライフバランス」という言葉が使われ始め、昼と夜の分業、常勤医師の負担を減らすためのバイトドクターの活用、困った時には連携病院への緊急搬送。一見理には叶っているようだが、実際には在宅診療の役割を放棄しているように思えてしょうがない。

医師や看護師の面接をすると「病院で疲れてしまって」「ちょっとゆっくりと患者さんと関わる仕事がしたくて」、このような理由で応募してくる方と出会う。しろひげ在宅診療所に実際に入職すると、皆さん必ず「在宅診療がこんなに大変だと思いませんでした」という話をされる。実際に、離職する方は1ヶ月と持たずに辞めてしまう。主な理由が「大変さ」。在宅診療はとにかく「大変」なのだ。一日に一人の医師の訪問件数は8～10件ぐらい。外来だと、半日で50人ぐらいみることがあることを考えると、患者にはゆっくりと関われることは事実だ。そして、多くの場合に勤務時間内に事務所に戻ってくることもできる。それでもやっぱり「大変」なのだ。一人ひとりの患者が「病院にいけない重度の疾患を持っている」「24時間365日、いつの時間でも患者の変化に寄り添わなくてはならない」「患者の状態に困ったからといって、病院に戻すことを家族も本人も望んでいない」という状態である。簡単に言えば、私たちが患者にとって「最期の砦」なのだ。したがって、期待もすれば信頼を裏切られた時の絶望感も大きくなる。そのプロセスのなかで小さいことであっても「クレーム」をいっていただけることはありがたいことなのである。

患者や介護関係職種からの「クレーム」を大切にして、そこに対してしっかりと寄り添い続けていく。医師として「医学的判断」だけでなく、人としての「相手の感情」「生活そのもの」に常に寄り添い続ける必要がある。そこは医師が判断することではない、という言い訳ができないくらい「全人的」に関わっていく覚悟が必要となる。だからこそ、在宅診療は本当に「大変な仕事」なのである。

これからも、この場所で

しろひげ在宅診療所には、本当に素敵なスタッフが集まる。「ワークライフバランス」を無視したややブラックな企業風土があると思うのだが、いつもみんな明るく、プロ意識を持って働いてくれている。栄養士やデザイナーなど、募集していなかった方面の職種の方々が「しろひげで働きたい」という思いでしろひげファミリーに加入してくれたこともある。

必ずしも現場で患者に接する職種ばかりではないのだが、100人を超える職員すべてで毎朝朝礼を30分以上行って、少しでも私たちが関わっている患者の病状やその思いをみんなで共有しようとしている。毎日が、一人ひとりの人生にご縁をいただき、その貴重な最期の時間に私たちも患者やその家族の人生のワンピースとして入れてもらう。その緊張感のなかでの仕事は大変だけど、そこから得られる人としての幸せや充実感は私たち診療所みんなで感じていることだと思う。

まだまだ在宅診療という仕組みがどの地域にも浸透しているわけではなく、看取りまでサポートできるという診療所が多いわけでもない。そんななかでも、家で大切な人と最期まで過ごすことができるという選択肢について、諦めないでほしい。金銭的な事情、家族関係の課題、病状の重さ、それらを理由にして在宅での生活を諦める必要はない。私たちは江戸川区において、「医療と介護のモデル」を作っていきたいと思っている。他の地域にフランチャイズなど作る余裕もないし、今の地域だけでも「たくさんのクレーム」にまみれて、まだまだやるべきことがたくさんある。それでも、他の地域の方々も私たちにぜひ相談してほしい。私は診察には行けないかもしれないけど、話を聞いて寄り添わせていただくことはいつでもできる。どんな重い病気でも、どんな生活環境でも「その苦しさ」を緩和して、その環境での「笑顔」を引き出したい。

これから、私は一生涯、江戸川区における「在宅診療医」として地道に皆さんとご縁を紡ぎ続ける毎日を送りたい、私が誰かに看取られる日まで。

山中光茂（やまなか・みつしげ）しろひげ在宅診療所院長。1976年、三重県松阪市生まれ。慶應義塾大学法学部、群馬大学医学部卒業。学生時代に歌舞伎町でキャバクラのスカウトに5年間従事し、当時トップスカウトとして1500万円を超える収入を得る。医学部卒業後、ケニアの離島で医師としてエイズ対策プロジェクトの立ち上げに2年間携わる。2007年に当時全国最年少市長として松阪市長に就任し2期務める。その後、四日市市と江戸川区で在宅診療に従事したのち、2018年しろひげ在宅診療所を開設。現在、がんの終末期など重症度の高い患者を1500人以上診察しており、年間250人以上のお看取りをしている。著書『小説　しろひげ在宅診療所』（角川春樹事務所）ほか。

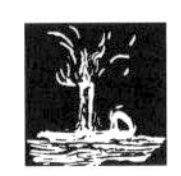

余命わずかの幸せ
——在宅医の正しい寄り添い方

2023年10月25日　第1刷発行

著　者　山中光茂
発行者　辻　一三
発行所　株式会社青灯社
東京都新宿区新宿 1－4－13
郵便番号 160－0022
電話 03－5368－6923（編集）
03－5368－6550（販売）
URL http://www.seitosha-p.co.jp
振替　00120－8－260856
印刷・製本　モリモト印刷株式会社

ISBN978－4－86228－127－2 C0047

小社ロゴは、田中恭吉「ろうそく」（和歌山県立近代美術館所蔵）をもとに、菊地信義氏が作成